사계절의 한의학

사계절의 한의학

소문학(素問學)을 따르는 의업

고광석 씀

일상출판

무위당의 글씨, 염담허무(恬憺虛無)

머리말

하나의 처방이 있기까지

한의과대학을 졸업하면 한의사가 되어서 바로 임상을 할 수가 있다. 한의사도 전문의 제도를 시행하고 있는데 일반인들은 아직도 한방 전문의 제도를 인식하지 못하는 경우가 많다. 내가 한의과대학을 졸업하던 1988년만 해도 한방 군의관 제도도 없었고 한방 공보의 제도도 없었다. 군 문제 해결이 우선인 동기들은 전문의가 되기 쉽지 않았다. 나는 군 복무를 연기해야 할 사정도 있고 학부 공부로는 부족함을 느껴서 대학원에 들어갔다.

대학원 전공을 정하는 것도 중요한 일이다. 내가 선택한 전공은 '한방병리학'이었다. 교수님이 본과 때 우리 학년 지도교수이셨는데, 병의 이치를 연구해야겠다는 생각에 이것으로 정하였다. 한의과대학 대학원의 전공 과목은 다양하다. 원전의사학, 진단학, 본초학, 생리학, 병리학, 예방의학, 해부학, 간계 내과, 심계 내과, 비계 내과, 폐계 내과, 신계 내과, 침구학, 물리요법과, 신경정신과, 부인과, 안이비인후과(오관과), 소아과, 사상의학과 등이 있다.

    한의사가 치료를 하는 방법은 침구 치료와 한약 치료가 있다. 시대가 변하여 요즘은 물리요법 기계와 추나 기계도 사용하고 있다. 그러나 이러니저러니 해도 한의학 치료의 관건은 한약 처방이라고 할 수 있다. 한의사가 치료 처방을 정하기 위해서는 엄청난 지식과 경험이 필요하다. 위에서 대학원 전공과를 나열한 것은 그런 학문이 모두 쌓여야 한다는 것을 보여주기 위함이다. 다 모이고 함께 협력해야지만 비로소 정확한 처방이 나올 수 있다.

    양방 병원에 가면 많은 검사를 받는다. 혈액검사, 소변검사, 엑스레이(X-ray) 촬영, 단층 촬영, 엠아르아이(MRI) 촬영, 동위원소 검사, 초음파 검사, 혈관 조영술, 내시경 검사, 장 검사 등의 검사가 있다. 한의원은 진단을 할 때 본래는 따로 장비를 쓰지 않았다. 그러나 최근에는 양도락 진단기나 맥진기를 사용하는 한의원도 있다. 요즘에는 대법원 판결로 화제가 되고 있는 초음파 진단기를 쓰고 있는 한의원도 있다.

    전통의 한방 진단은 사람과 사람이 만나서 이루어진다. 살아있는 사람과 살아있는 사람이 만나서 서로 보고, 듣고, 물어보고 그리고 맥을 본다. 환자의 거동과 안색을 살펴보고, 목소리와 기침소리를 들어보고, 어떤 환경에서 살고 있고 어떻게 생활하고 있는지를 알아나간다. 아픈 곳을 물어보고 환자의 여러 가지 이야기를 들어보면서, 차근차근 병을 파악해간다. 그리고 맥을 짚어봄으로써 앞서의 과정에서 든 잠정적인 판단을 다시금 확인해 나가는 것이 한방 진단의 과정이다. 일련의 과정이 다 중요한데, 맥을 짚어보는 것의 중요성은 이루 말할 수 없다.

진단은 치료에서 중요한 출발점이다. 진단에서 중요한 '맥을 보는 일'은 《내경》 원리를 잘 이해해야 하며, 오랜 경험의 축적도 요한다. 그리고 감각도 있어야 한다. 상당히 복합적이고 종합적인 능력을 요하는 것은 물론이고, 그 이상의 무엇인가도 필요하다. 사람을 살리는 일이니 어찌 보면 당연하다. 그래서인지 《내경》에서는, 가르칠 만한 사람이 아니면 전할 수 없다고 하였다. 나도 맥을 오랫동안 공부하고 진료에서 경험을 쌓아가고 있지만 완성이란 아직 멀기만 하다.

생리학은 우리 몸의 정상적인 기능을 이해하는 과목이다. 음식을 먹어서 소화시켜 영양을 만들어내고 남은 찌꺼기는 내보내는 대사 과정을 삼초(三焦, 上焦-中焦-下焦)로 설명하고 있다. 오장과 기관과의 연관성도 공부한다. 간(肝)은 나무, 바람, 눈, 근육, 신맛, 화냄과 연관된다. 심(心)은 불, 열, 혀, 혈관, 쓴맛, 기쁨과 연관된다. 비(脾)는 흙, 습함, 입, 살, 단맛, 생각함과 관련된다. 폐(肺)는 쇠[金], 건조함, 코, 피부, 매운맛, 슬픔과 관련된다. 신(腎)은 물, 차가움, 귀, 뼈, 짠맛, 공포심과 관련이 있다.

병리학은 병이 되는 과정을 이해하기 위한 공부이다. 《내경》의 원리에 따르는 것이 있는가 하면, 상한론에 나오는 육경의 병에 따라 설명하는 것도 있고, 팔강(八綱, 음양한열표리허실陰陽寒熱表裡虛實)을 분류하여 병을 나누어 가며 공부하기도 한다. 그런가 하면, 오장 변증(五臟辨證, 오장의 병에 따른 분류), 체질 변증(體質辨證, 사상체질을 분류한 변증) 등도 있다. 중국의 현대 한의학에서는 주로 담음(痰飮, 몸의 노폐물)과 어혈(瘀血, 비정상 혈액)을 보며 병증 모델을 세우기도 하는데 한국의 병리학회에서도 이와 관련된 연구들을 많이 하고 있다.

본초학은 한약재 하나하나의 효능에 관한 공부를 한다. 약재에 관하여 공부가 되어 있어야 스스로 처방을 만들 수가 있는데 대부분의 한의사들이 취하는 방법은 예전부터 내려온 처방을 연구하여 병에 맞도록 약간의 가감을 하거나 아니면 원래 것 그대로 쓴다. 한의사들이 많이 쓰는 처방은 보중익기탕, 육미지황탕, 귀비탕, 온담탕, 가미소요산, 청심연자음, 사군자탕, 사물탕, 오령산, 오적산, 패독산, 곽향정기산, 평위산 등이 있다.

임상 각과의 공부는 임상에서 직접 처방하기 위해 병을 이해해 가는 일이다. 병은 전부터 있던 것도 있고 새로운 것도 있어서 끊임없는 연구가 필요하다. 요즘 한의계도 암 치료에 많은 노력을 기울이고 있다.

내가 대학을 졸업할 때는 프랜차이즈 한의원이 없었다. 나름 불임과 난임에 유명한 한의원이 있는 정도였다. 요즘은 프랜차이즈 한의원이 대세를 이루고 있다. 추나 전문 한의원, 소아 전문 한의원, 성장 전문 한의원, 비만 전문 한의원, 비염 전문 한의원, 피부 전문 한의원, 어깨 치료 전문 한의원, 불임과 난임 전문 한의원, 수면 장애 전문 한의원, 소화기 전문 한의원, 이명 전문 한의원 등이 생겼다. 치료의 전문화를 이루려는 노력으로 볼 수 있다. 하지만 이런 추세가, 한의학의 기본인 진단학, 본초학, 생리학, 병리학과 임상을 두루 다 갖추어 공부하는 방식에서 멀어지는 것 같은 아쉬움이 있다.

    나는 학교에서 배우지는 못했지만 무위당 이원세 선생님을 통해서 《내경》 소문(素問)의 이론을 공부할 수 있었고, 약성가와 임상 처방도 익힐 수 있어서 다행이다. 이러한 공부 덕에 나의 한의학을 만들어 가고 있다. 이는 그전에 알던 한의학하고는 다른 병리학이고 처방이다. 우리 몸의 생기(生氣)는 따뜻한 것이므로 몸을 데우는 약재를 많이 쓴다. 병을 예방하는 방법으로는 염담허무(恬憺虛無)가 가장 좋다고 하였다. 염담허무란, 편안하고 담담한 마음으로 지내며, 헛되고 안 좋은 것들은 비우고 없애는 것을 가리킨다. 명상을 자주 하는 게 좋은 까닭이다. 병리란 병이 생기는 이치를 말하는데, 무위당 선생님께 배운 바로는, 한 단어로 표현하면 '양기당격(陽氣當隔, 생기가 막히면 병이 됨)'이다. 우리 몸이 돌아가는 원리를 생리학이 연구하는데, 생리에 관해 표현하는 말은 '음평양비(陰平陽秘, 우리 몸의 조직은 고르게 되어 있고 생기는 온몸에 꽉 차 있음)'이다. 이를 원활하게 하는 치료법은 '청상통중온하(淸上通中溫下, 머리는 맑고 배는 소화가 잘 되고 하체는 따뜻하게 함)'이다.

한의학은 원인을 찾는 데 주력한다. 바깥 기운으로 병이 온 것인지, 음식을 잘못 먹어서 온 병인지, 피로하게 생활하다가 온 병인지, 사고로 온 병인지, 어떤 감정에 치우쳐서 온 병인지를 살피게 된다. 그러다 보니 환자와 이야기하는 시간이 길어진다. 무슨 병인지 알기 위한 검사는 양방에 비해 부족하다고 할지 몰라도, 병이 온 까닭을 찾는 데는 장점이 있다.

나의 한의원 약장에는 약재가 200여 가지 있다. 처방을 하는 데 주로 쓰는 약재는 50여 가지 된다. 아주 가끔씩이지만 요긴하게 쓰는 약재들이 있어서 200여 가지나 준비해 두고 있다. 한약재는 물론 수천 가지가 넘지만 의사가 늘 그 수천 가지 약재를 쓰는 것은 아니다.

치료에서 중요한 것은 그 약재들을 어떻게 구성하고 배합하는가이다. 병리를 파악해서 가장 중요한 약재를 정하고, 그 다음 도와줄 약재들을 배열하고, 그리고 마무리하는 약재를 넣는다. 우리 몸은 유기체로 서로 돕고 있어서, 한 부분에만 주목해서는 곤란하다. 눈이다 코다 해서 눈약 코약이 정해진 것은 아니다. 눈과 코를 치료하기 위해서도 오장을 살려야 하는 것이다. 온몸을 살려야 한다. 오장의 상생상극(相生相克, 서로 도와주고 조절해 줌)을 이용해서 처방을 한다.

무형의 기운을 공부해서 치료를 하는 한의학은 상상으로 할 것이 많다. 유형의 공부가 아니므로 지식만 쌓는다고 한의학 실력이 늘어나는 것도 아니다. 무위당 선생님은 제자들에게 늘 머리가 맑도록 노력하라고 하셨다. 정보와 지식은 넘쳐나는데도 대가가 나오지 않는 것이 당연한 일인지도 모르겠다. 하나의 처방을 선택하고 만드는 과정은 참으로 어려운 일이다.

차례

머리말 | 하나의 처방이 있기까지 • 5

1부 봄 生

사계절에 맞게 살아가기, 소문학(素問學)	• 19
봄, 묵은 데서 펼쳐 나오는 계절	• 22
맥을 짚으며 살아있는 몸을 살핀다	• 27
마음을 편히 하는 수련, 명상	• 31
가려움증의 괴로움	• 34
지긋지긋하게 되풀이되는 병, 비염	• 38
고혈압 달래기	• 44
늘 피로한 증상, 만성피로증후군	• 49
잠 잘 자기	• 52
두통에 시달리는 사람들	• 56
기미	• 60
변비, 흔하고도 어려운 병	• 64
공황장애, 너무 열심히 살아온 사람들의 비극	• 67

2부 여름 長

여름, 빼어나고 큰 계절	• 73
자연스러운 규칙	• 75
음식은 삼가 고르게 먹어야 한다	• 78
여름철 보양 처방과 음식	• 82
옆구리가 아픈 병, 협통증(脇痛證)	• 86
술 먹고 생기는 병, 주상증(酒傷症)	• 90
품위 손상의 주범, 비듬	• 94
잠 못 이루는 밤, 불면증	• 97
가슴이 두근거리는 병, 경계정충(驚悸怔忡)	• 103
초조한 사람들에게 필요한 신경안정제, 백자인	• 107
불임과 난임에 대한 한방 대책들	• 110
키가 커야 경쟁력이 있는 세상	• 114

3부 가을 收

가을, 수용하고 평평해지는 계절 • 121

총명탕이 필요한 시절 • 123

초조증에서 온 병, 당뇨병 • 127

간염 • 131

갱년기 잘 보내기 • 134

눈의 노화 현상, 내장증(內障證) • 140

귀에서 소리 나는 병, 이명(耳鳴) • 144

뱃속에서 소리 나는 병, 장명증(腸鳴證)과 용수증(涌水證) • 148

치질, 말하기 어려운 고통 • 151

피부가 붉게 부풀어 오르는 두드러기, 은진증(癮疹證) • 154

조울증에 관한 이해 • 158

화병이 참으로 많다 • 162

4부 겨울 藏

겨울, 닫고 저장하는 계절	• 169
겨울철 감기 예방법	• 172
해수와 가래	• 175
잇몸이 붓고 시린 병, 풍치(風齒)	• 179
잦은 입병, 만성구내염, 구창미란증(口瘡糜爛證)	• 183
목소리가 쉬는 병, 성시증(聲嘶症)	• 187
입이 돌아가는 병, 구안와사증(口眼喎斜證)	• 192
서 있기도 걷기도 불편한 병, 요통증(腰痛證)	• 196
노인들의 성, 양기 부족증	• 201
소변이 잘 나가지 않는 병, 전립선 비대증	• 204
부끄러운 병, 낭습증(囊濕證)	• 209
나의 스승, 무위당(無爲堂) 이원세(李元世)	• 212

붙임

한약재 • 222

책 읽은 소감 1. 소문(素問)의 길을 함께 걸으며 / 이규봉   • 229

책 읽은 소감 2. 한결같은 노력으로 얻은 알곡들 / 이권우   • 232

책 읽은 소감 3. 언제나 공부중인, 학이지지(學而知之)의 사람 / 전향숙   • 235

감사의 말씀 작은 씨앗 하나 심는 마음으로   • 238

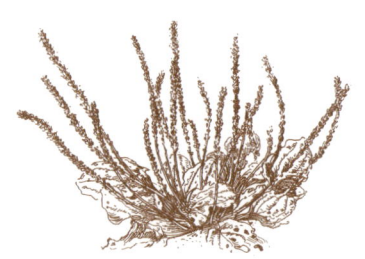

1부

봄

生

사계절에 맞게 살아가기, 소문학(素問學)

《소문대요》(素問大要)는 소문학회의 경전 같은 책이다. 한의학의 고전인 《황제내경》(黃帝內經) 81권을 석곡 이규준 선생이 재편집한 책이다. 《황제내경》을 《내경》이라고 줄여서 말하기도 한다. 《내경》 속 내용이 소문(素問, 근본이 되는 중요한 질문)을 던지고 답을 찾아가는 것이다. 석곡(石谷) 이규준(李圭晙)에서 무위당(無爲堂) 이원세(李元世)로 내려온 의업을 잇는 우리 학회의 이름이 소문학회인 까닭이 여기 있다.

《소문대요》의 첫 편이 〈상고천진론〉(上古天眞論)이다. 한의학을 상고학(尙古學)이라고 표현하기도 하는데, 옛것을 숭상한다는 말로, 오래전 순박한 마음으로 살던 시절을 돌이켜보자는 뜻이다. 그리스도교가 가르치길, 맨 처음에 하느님이 세상을 창조하실 때에 당신을 닮은 존재로 사람을 빚어서 고이고이 기르셨다고, 창조 때의 처음 사람은 순박했다고 하는 것과 비슷하다. 맨 처음 지어주실 때의 그 모습을 회복해가는 것이 그리스도교의 본뜻인 것으로 안다. 〈상고천진론〉의 천진(天眞)이란 표현이 딱 그것이다. 흔히 쓰는 말 중에 '천진하다', '천진난만하다' 같은 말이 있는데, '천진'은 '거짓이 하나도 들지 않은 것'을 말한다. 하늘은 예전이나 지금이나 한결같이 일 년 사시사철 밤낮으로 움직이면서 조금도 차질 없이 그대로 해가신다.

우주와 만물은 유형(有形)이고 우주의 생명력은 무형(無形)이다. 우리 인간도 유무가 함께 합해 있다. 유형은 이 몸뚱이고 무형은 우리의 생명력이다. 우주의 생명력도 인간의 생명력도 꼭같은 생명력이다. 다만 유형체는 한계가 있어, 있다 없다 하는 변동이 있지만, 생명력은 상고 시절부터 늘 그대로 있다. 새로 난 것도 아니고 어디 없어지는 것도 아니므로 천진(天眞)이라 하고, 불가(佛家)에서는 불생불멸(不生不滅)이라고 한다.

황제(黃帝)가 스승인 기백(岐伯)에게 "상고시대 사람들은 나이 백 세가 넘어도 동작이 쇠약해지지 않더니 지금 사람들은 오십만 되어도 동작이 쇠약하니 시절과 세상이 달라서 그런 것인가요? 지금 사람들이 양생을 잘못해서 그런가요?"라고 물었다. 스승 기백이 답하기를, "상고 사람들은 도(道)를 알았습니다." 하였다. 도란 우주의 생명력이 움직이는 것을 말한다.

만물은 춘하추동을 따라 사계절의 변화를 겪는다. 우주의 동식물은 저절로 생장수장(生長收藏, 나고 자라고 거두고 저장함)을 한다. 사람은 백 년을 이렇게 한다. 백 년 이것도 누가 하라고 해서 하는 것이 아니고 자연히 그렇게 하는 것이다. 그것이 도다. 도는 남을 위하는 것도 아니고, 제가 하고 싶어 하는 것도 아니고, 그저 그렇게 되는 것이다. 이것이 천도(天道)이다. 천도가 있는가 하면 인도도 있다. 부자자효(父慈子孝)하는 것이 인도이다. 부자자효라고 하는 것은 본디 자연히 되는 것인데, 지금 세상이 하도 안 하니, 사랑해라 효도해라 하는 것이다. 천진하게, 누구의 명에 의한 것이 아니고, 거리낌 없이 자연스럽게 그렇게 되는 것이 도이다. 황제는 도를 온몸으로 아는 분이었다.

봄,
묵은 데서 펼쳐 나오는 계절

우주 생명력이 활동하는 것을 음양(陰陽)이라 한다. 거짓 없이 천년이고 만년이고 변함없이 활동하면서 만물을 만들어가고 춘하추동을 한다. 우주의 모든 동식물은 저절로 생장수장(生長收藏)을 해간다. 사람도 백 년을 이렇게 살아간다. 우리 동양의 우주관은 애초부터 지구 중심이 아니다. 우주가 춘하추동을 하는데, 천체가 운행하는 근본 이유를 우주의 생명력인 음양의 활동으로 이해한다. 인간의 장기도 이러한 우주의 생명력을 본받은 것이므로, 간은 봄에 해당하고 심장은 여름에, 폐는 가을에, 신장은 겨울에 해당한다고 하였다. 한의학을 이해해갈 때 절대적인 것이 춘하추동의 기상이다. 그 속에 맥(脈)이 있고 오장육부 기상이 나타나기 때문이다.

성인(聖人)은 근본에 돌아가고 만물과 더불어 생장수장한다. 생기를 때에 맞게 열고 닫는다. 생장(生長)은 여는 문이고 수장(收藏)은 닫는 문이다. 봄 문은 반쯤 연 문이고 여름 문은 활짝 연 문이다.

음양 사시는 만물을 마치게 하였다가 시작하게 하였다 한다. 다함이 없는 것으로 생사의 근본이다. 거스르면 재해가 생기고, 잘 따르면 나쁜 병이 들어오지 않는다. 잘 따르고 순조롭게 살아가는 것이 도를 얻었다는 말이다. 성인은 그대로 행하고 어리석은 중생은 배반을 한다. 병이 나는 것은 모두 배반을 한 것이다. 우리가 오장육부와 칠정(七情, 일곱 가지 감정)을 잘 다스리면 백 년이 가도 아무 병 없이 살다가 갈 수 있다. 음양에 순종을 하면 살게 되고, 음양에 따르지 않으면 죽게 된다. 만약에 병이 났다 하더라도 음양에 순종하면 잘 다스려갈 수 있고 음양에 거스르면 병이 더 커지게 된다. 순한 것을 뒤집으면 역이 된다. 본래는 순한 것인데 뒤집어서 병을 만든다. 이를 내격(內格)이라 하는데, 안에서 격동을 시켜 탈이 난 것을 말한다.

그렇기 때문에 성인은 병이 날 때 다스리지 아니하고 병이 나지 않았을 때 다스린다. 병이 나기 전에 마음을 고른다는 말이다. 난리가 났을 때 다스리지 않고 난리가 나기 전에 다스린다. 병이 생긴 뒤에 약을 먹고 난리가 이미 일고 난 뒤에 다스리는 것을 비유하자면 목이 마른 때에 샘을 파려 하는 것이오, 싸움이 한창 일어났는데 무기를 만들려 하는 것이니, 너무 늦지 않은가?

현인(賢人)은 천지의 법칙을 본받아 천지가 하는 대로, 낮 밤 하루 열두 시, 삼십일 한 달, 삼백육십일 일 년, 춘하추동, 계절이 바꿰어가는 대로 그대로 따라 살아가는 이다. 우주의 움직임과 같이 살아간다. 얼굴과 기상이 저기 하늘의 해와 달과 같이 환하고 명랑하니, 여느 사람들처럼 낯을 찡그리지 않는다. 하늘의 별들이 저렇게 많아도 한 번도 안 부딪친다. 우리 모두 별들처럼 분별력 있게 지내서 백 년이 가도록 부딪치는 일 한 번 없이 살아가야 한다. 날이 차가우면 문을 닫고 더우면 문 여는 것처럼 생기를 잘 관리하며 살아간다. 사계절을 분별할 줄 알아 때에 맞게 살아간다. 현인은 능히 생명을 더할 수 있다. 잘 살게 되고 혹 병이 나도 잘 낫는다. 언제든지 마음을 편히 해서 비우면 정신도 온전하고 생기도 온전하니 이것이 의학의 제일 근본이다.

봄 석 달은 발진(發陳)이라 하는데, '묵은 데서 펼쳐 나온다'는 말이다. 묵은 데서 펼쳐 나온다는 것은, 갑자기 봄이 쑥 나오는 것이 아니라, 가을부터 거두고 겨우내 저장해서 비로소 봄이 나오는 것이라는 말이다. 풀뿌리에서부터 살금살금 나온다. 봄에는 하늘과 땅의 기운이 같이 살아난다. 봄이 되어 따뜻한 햇볕이 비치니 땅기운도 비로소 생동한다. 만물이 영화스럽게 차차 피어서 커 올라온다. 이 구절만으로도 봄의 생기를 상상할 수 있다. 우리 사람 살림살이로 말한다면 가을과 겨울에는 날씨가 차니 모든 것을 수렴해 놓는다. 그렇게 두었다가 봄이 되니까 차츰차츰 모든 오장육부(五臟六

腑), 피혈육근골(皮血肉筋骨)이 활동을 하여 어느덧 왕성히 움직인다는 표현이다. 우리도 이렇게 살금살금 양생해야 한다. 봄에는 밤에 자고 아침에 일찍 일어난다. 느리게 뜰을 걷는다. 아침에 운동하는 것도 이와 비슷하다. 봄이니 적당히 운동해야지 과하게 해서는 안 된다. 밤에 잘 때는 모든 것이 쉬고 새벽이 되면 일어나며 다시 활동을 개시하는 것과 같다. 머리를 풀어헤치고 옷도 좀 너그럽게 입는다. 봄에 씨를 뿌리면 지기(地氣)가 살고 천기(天氣)가 하강하니 뿌리가 움이 터 올라온다. 우리도 그렇게 뜻이 살아나게 한다. 간이 낮으로는 피를 동맥으로 활동시키고 밤으로는 정맥으로 거두는 것도 그와 같은 것이다.

봄에는 만물을 살려주어야지 졸라서는 안 된다. 무엇이든지 주면 좋지만 빼앗으면 기분이 언짢듯이, 우리도 봄에는 반드시 뜻을 살려주고, 해치지 말고 빼앗지 말아야 한다. 이 봄에 수북수북 살아 나오는데 성을 내거나 비관하는 것은 생기를 뺏는 것과 마찬가지이다. 이렇게 생기를 살리고 기운을 북돋우는 것이 봄의 이치이다. 이 도를 거역하면 간이 상한다. 봄에 풀이 잘 커 줘야 여름에 더욱 클 수가 있는데 봄에 조금밖에 못 큰다면 여름에 가서 오그라들게 된다. 생기가 적을 것이다. 만물이 시작하는 봄에는 생기가 잘 펴질 수 있도록 자기 스스로도 명랑한 마음을 갖는 게 필요하다.

평범한 사람은 상(相)을 거스르지 못한다는 말이 있다. 늘 낮을

붉히고 또 찡그리고 있는데 좋은 기운이 생길 리 없다. 좋은 일이 있어서 웃는 것이 아니고, 웃으니 좋은 일이 생긴다는 말이 있는데, 이런 이치를 말하는 게 아닌가 싶다.

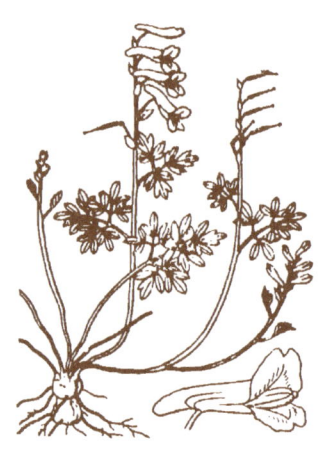

현호색

맥을 짚으며 살아있는 몸을 살핀다

　10년 이상 참여하고 있는 독서모임에서 근래에 읽은 책이 《초협력사회》이다. 옥스퍼드 대학교 인류학과 교수인 피터 터친이 펴낸 책이다. 터친 교수는 인류가 지구상에서 강력한 힘을 가지게 된 이유로 협력을 들었다. 인류가 직립보행을 해서 손을 쓸 수 있는 것도 진화에 영향을 주었고 그리고 불을 사용할 줄 알게 된 것도 엄청난 혁신이었다고 우리는 알고 있다. 수렵채취시대에서 정착하는 농경사회로 변하면서 국가가 탄생하고 집단 사이 전쟁도 발생하게 되었다. 터친 교수는 집단 간 협력의 시스템이 우수한 국가가 협력이 약한 나라를 공격하게 된다고 했다. 국가의 협력을 위해서 종교도 발전한 것이라고 보았다. 큰 나라를 유지하려면 협력의 철학과 종교 그리고 관료제도가 필요하게 된다.
　한의학은, 과학이론에 의하면 믿을 수가 없다고 하는 사람들이 많다. 오장육부와 신체조직이나 기관과의 관계를 말하는 것들이 이해가 안 간다는 것이다. 폐(肺)와 대장, 심(心)과 소장, 간(肝)과 담(膽), 비(脾)와 위(胃) 그리고 신(腎)과 방광을 합해서 보는 것을 이해하기 어려울 것이다. 피부는 폐와, 혈관은 심과, 살은 비위와, 근육은 간과 그리고 뼈는 신과 관계가 있는 것도 그렇다. 눈은 간과, 코는 폐와, 귀는 신과, 혀는 심과 그리고 입은 비위와 관련이 있다고 한의학은 설명한다. 감정으로는 화나는 일은 간과, 웃는 것은 심과, 생각하는 것은 비위와, 비관하는 일은 폐와 그리고 겁을 내는 것은 신과 연관짓는다. 방위로 따지면 동방은 간과, 남방은 심과, 중앙은 비위와, 서방은 폐와 그리고 북방은 신과 관계한다. 자연으로 보면 나무는 간과, 불은 심과, 땅은 비위와, 돌은 폐와 그리고 물은 신과 합해진다. 맛으로는 신맛은 간과, 쓴맛은 심과, 단맛은 비위와, 매운맛은 폐와 그리고 짠맛은 신과 관련이 많다.

   한의학은 물질을 연구하는 이론이 아니다. 무형의 기운을 가지고 자연과 인체를 이해하는 학문이다. 물질에 관한 이론은 정확한 것처럼 보인다. 발전속도도 엄청나게 빠르다. 현대를 과학이 지배하고 있다고 봐도 무방하다. 그러나 과학자들과 의학자들도 자연과 인체에 관해 아는 것이 아직 부족함을 알고 있다.

   한의학 원전인《소문내경》에는 자연의 원리와 사람의 생로병사에 관해 큰 이론이 나온다. 사람이 어떻게 살아가야 하는지도 말하고 있다. 우주의 청정광명한 생명력이 동정(動靜)을 하여 육기(六氣,

곧 풍한서습조화(風寒暑濕燥火)가 나오고 그래서 오행(五行, 곧 목화토금수木火土金水)의 물체가 만들어진다. 그리고 끊임없이 생장수장(生長收藏)을 한다. 물체는 생멸(生滅)이 있지만 생명력은 생멸이 없다.

어떤 물체도 오행 중 하나로만 이루어진 것은 없다. 나무는 목기(木氣)가 많은 중에 화토금수(火土金水)도 다 들어 있다. 현대과학과 의학은 이를 쪼개고 분리해서 세밀하게 연구하고 있다. 서양의학은 내과, 외과는 물론이고 안과, 이비인후과, 정형외과, 성형외과, 산부인과, 정신과 등 많은 과가 있어서 어디로 진료를 받으러 가야 할지 혼란스러워하는 환자들이 있다. 각 과마다 자기 과 외의 다른 분야는 관심을 갖고 있지 않다. 그래서 종합적인 설명을 해주는 한의원을 더 원하는 환자들이 있다.

우리 몸은 하나의 기운으로 살아가지만 각각의 장부와 조직과 기관의 역할은 다 다르다. 한의학에서는 눈의 질환을 치료할 때 눈에 관한 약만 써서는 나을 수가 없다. 눈이 병들기까지 오장의 기능 중 많은 부분이 약해지고 탈이 나 있을 것이다. 오장의 기능을 살려주고 눈으로 가는 약을 더 넣어서 눈병을 치료하는 것이 한방 치료이다. 다른 모든 병 또한 그러하다. 비염도 위장병도 정신질환도 오장의 협력관계를 살펴가며 치료한다.

무위당 선생님은 피를 뽑아 검사하는 혈액 검사로는 생기(生氣)를 파악할 수가 없다고 하였다. 피는 몸 안에서 움직일 때 살아있는 피이다. 생기는 오장이 활동하고 있을 때 살펴볼 수 있다. 맥을 짚으면서 살아있는 몸을 살피고 알아나간다. 맥을 짚으면서 오장의 정상적인 상태와 비정상적인 상태를 알아본다. 간은 현맥(弦脈)으로 단정하고 곧게 나타나는 맥이다. 심은 구맥(鉤脈)으로 갈고리 모양으로 둥그렇고 크게 나타나는 맥이다. 비위의 맥은 대맥(代脈)이라 하는데, 뚜렷하게 나타나지는 않지만 모든 맥에 고르게 섞여 있는 맥이다. 폐맥은 모맥(毛脈)으로 가볍고 산뜻한 맥이다. 그리고 신맥은 석맥(石脈), 곧 돌처럼 가장 아래에 가라앉은 것이 정상인 맥이다. 가장 아래에서부터 신맥 그 위로 간맥 또 그 위로 비맥 다시 그 위로 심맥 그리고 제일 위로 폐맥을 살펴본다. 정상 맥을 가지고 그것을 기준점으로 삼아서 비정상적인 맥을 살펴서 병을 진단한다. 서로의 활동이 있어야 맥을 살펴볼 수 있다.

　해가 뜨는 동쪽, 계절이 시작하는 봄, 인체의 활동이 시작하기 위해 눈을 뜨는 것, 생기의 활동이 두드러지게 나타나는 근육이 다 간에 해당한다. 음양오행이 만물에 응하고 있다. 눈에 보이지 않는 것을 이해하고 설명하기 어려워진 시대라고, 그래서 한의학에 밝은 사람이 점점 줄어들고 있다고, 무위당 선생님은 걱정하였다.

　우리 몸과 자연은 초협력사회이다. 따로 떼어놓고 인체를 치료하는 서양의학의 장점도 있지만 오장을 하나로 보고 병을 설명하는 한의학은 또다른 장점이 있다.

마음을 편히 하는 수련,
명상

요즘 세계 경제가 몹시 불안한 상황이다. 그래서 한국도 주식 가격이 하락하고 금리가 오르고 물가도 상승하고 있다. 경기가 안 좋으면 한의원도 크게 영향을 받는다. 오랜 경험으로 미루어 보면 이것도 다 지나가리라고 본다. 아이엠에프(IMF)와 외환위기 때도 그랬듯이 힘든 시간을 잘 버티면 또 좋은 시절이 올 것이다.

무위당 선생님은, 바쁘면 열심히 일하고 일이 적을 때는 연구를 열심히 하라고 하셨다. 간단한 것 같은데 실천하기는 너무 어렵다. 환자분들 중에도 크고 작은 걱정들로 병을 만드는 경우가 많이 있다. 내가 그런 분들에게 걱정을 한다고 상황이 나아지는 것은 아니니까 건강을 위하여 생각을 줄여보라고 권한다. 간단한 방법으로 마음을 편안하게 먹고 천천히 걸어보라고 한다. 성질이 급한 분들 중에 평소에 일로 많이 걸으니까 따로 걸을 필요가 없다고 하는 분도 있다. 그러나 일로 걷는 것은 신경을 쓰면서 걸으니 피곤하게 되고, 운동으로 걸을 때는 생각을 쉬는 것이라 효과가 다르다고 말해준다. 계단을 천천히 오르는 운동은 집중력을 높여주고 기억력도 올려주고 체중은 줄여주는 효과가 있어서 많은 환자분들에게 권하고 있다.

무위당 선생님이 거의 죽을 정도의 병을 두 번 앓은 적이 있었다. 두 번 다 마음을 편히 해서 이겨냈다고 하셨다. 40대에 음식을 잘못 먹고 식중독에 걸렸는데 간이 나빠져서 의사한테 더 이상 치료 방법이 없다는 말을 들으셨다. 그래서 모든 치료를 중단하고 사모님에게 물만 좀 달라고 했다. 물 달라고 하면 조금씩 달라고 당부하고는 마음을 편안하게 가졌다고 한다. 변도 보지 못하고 배가 불러 있는 간경화 복수증이었다. 마음을 편히 가지고 누워 있은 지 12일 만에 간신히 화장실에 가서 소변을 보고 대변을 보면서 병이 나았다고 하였다. 담당 의사가 하늘이 도왔다면서 기뻐하였다고 했다. 선생님은 80대 후반에 기력도 없고 가슴이 답답해지는 병에 걸렸는데 이렇게 죽는 것이로구나 하는 생각이 들었다고 하였다. 그때도 마음을 편히 하는 방법으로 이겨냈다고 말씀하셨다. 평소 마음을 편안하게 가지는 수련을 해왔기 때문에 가능한 것이라고 하셨다.

《황제내경》에도 염담허무(恬憺虛無), 즉 마음을 편히 하고 헛된 욕심을 줄여야 한다고 적혀 있다. 공자도 고집하지 말고 사사로운 뜻이 없어야 하고 이기심이 없어야 한다고 하였다. 부처도 무심(無心)

의 치료법을 가르쳐 주었다. 이런 가르침을 평소에 잘 새기며 수련하다가 어려운 일이 닥치면 편안한 마음으로 넘어서라고 무위당 선생님이 말씀하였다.

무위당 선생님이 가르쳐주신 마음 다스리는 법은 어렵지 않다. 앉은 자세로 눈을 감고 10분 동안 아무 생각 없이 편안히 있는 것이다. 마음이라는 것이 찾는다고 찾아지는 게 아니므로 굳이 표현을 하자면 '마음을 지키는 것'이라고 하셨다. 가만히 있으면 떠오르는 무수한 생각들을 없애고 또렷한 정신을 챙기는 것을 말한다. 선생님 표현을 옮겨본다. "눈을 감고 있으면 처음에는 혼탁하지만 계속 가만히 있으면 차츰 맑아지면서 훤해지니 그 훤해지는 것을 간직하시게." 자주 맑아지는 경험을 하는 것이 소중하다고, 몸으로 해보라고 하셨다. 머리로 알기만 하고 행하지 않으면 아무 소용이 없다는 말씀도 해주셨다.

노자의 《도덕경》에도 도(道)는 덜어내면 덜어낼수록 더해진다고 했는데, 아마도 맑아진 정신이 지혜롭게 된다고 표현한 것이라 생각한다. 지식만 쌓는 것은 오히려 해가 된다고 하였다. 쌓는 것보다 덜어내는 것이 유익하다. 마음을 편히 하는 삶이 잘사는 길임에 틀림없는데도 세상사람들은 그렇게들 살지 못하고 있다. 헛된 욕심이 문제라는 생각이 든다.

가려움증의 괴로움

우리가 흔하게 앓는 감기나 체하는 일도 막상 겪노라면 고생스럽고 통증도 심하다. 가려움증도 당사자들은 얼마나 고통스러운지 잘 안다. 가려운 증상은 밤에 더 심해지는 경우가 많다. 잠을 못 이룰 정도로 가려우니, 긁게 되고, 피가 날 정도로 계속 긁는다. 환절기에 더 심해진다. 노인이 되면 가려움증이 많아진다. 요즘은 아토피(선천성 과민성 피부염) 환자가 늘어나고 있는데, 이들은 어려서부터 가려움증에 시달린다.

가려움증의 원인은 다양하기도 하고, 확실하지도 않다. 체질적인 이유가 있고, 면역력 저하로 오는 경우도 있다. 스트레스, 자극적이고 기름진 음식물, 오염된 공기와 과도한 긴장과 불안 등이 원인인 경우도 있다. 당뇨병, 신장병, 갑상선 질환이나 기타 다른 질병에 의한 가려움증도 있다.

서양의학에서는 가려움증에 영향을 주는 피부 장벽이란 우리 피부에서 가장 바깥쪽에 위치한 각질층을 말하는데, 이 각질층이 지질로 이루어진 이중막 구조로 우리 몸 안의 수분이 손실되는 것을 막아주는 역할을 한다고 한다. 또 외부의 해로운 물질로부터 몸을 보호해 주기도 한다고 설명한다.

한의학에서는 피부는 폐의 기능과 연관지어 본다. 피부는 인체에서 가장 바깥에 있으면서 우리 몸 안의 물질들을 손실되지 않도록 하고 외부의 찬 공기나 오염 물질로부터 보호해주는 역할을 한다. 건조하기도 하지만 부드럽고 따뜻한 것이 피부이다.

알레르기성 피부로 가려운 것은 순전히 초조증이 심한 경우이다. 초조하게 되면 생기가 과도하게 활동하게 되어 조직에 염증을 일으키게 된다. 그런가 하면 노인들 피부가 건조해지는 것은 진액이 부족한 경우다. 가을에 낙엽이 지는 것은, 봄과 여름 동안 만물을 만들고 성장시킨 것을 결산하여 뿌리나 열매에 저장하는데 이 과정에서 잎의 영양이 안으로 수렴하는 것이다. 노인들도 이와 같아서 가을이 되면 피부가 더 가렵고 마르게 된다. 또한, 피부의 가려움증에는 복부 비만과 같은 비위(脾胃)의 활동력이 떨어져서 오는 경우도 많다. 여성들 발뒤꿈치가 갈라지는 증상이나 주부습진 같은 것은 중초(中焦, 비위의 기능, 곧 소화기)에 습기가 많아서 생긴다.

우리가 활동을 하면 땀이 나게 되는데 생기가 정상이면 땀을 밖으로 잘 배출한다. 그런데 기운이 약하면 땀이 배출되지 않고 피부

조직에 쌓여 있다가, 우리의 활동력이 떨어지는 밤 동안에 피부 호흡이 잘 못 이루어지면서 가려움증이 나타나게 된다. 낮에는 그래도 생기가 활동을 하니 가려움증이 덜하다가 밤에 더 가려워지는 이유가 그것이다. 《황제내경》에서도 "모든 생기와 활동력이 약해지면 가려움증이 나타난다[諸陽爲虛 血不榮肌腠 所以痒也]."했다.

가려움증의 한방 처방도 매우 다양하다. 피부의 문제이긴 하지만 한의학에서는 오장의 협력으로 치료한다. 피부가 폐에 속하기 때문에 폐의 기능을 살려야 한다. 폐를 건강하게 하려면 습기도 적당해야 하고 따뜻한 기운도 있어야 한다. 그러면서 건조한 것을 윤택하게 해주는 약도 쓰고 염증을 달래주는 약도 쓴다. 신경이 예민하여 초조증이 있는 사람에게는 신경을 달래주는 약재를 넣어주어야 한다.

호마인, 육종용, 구기자와 당귀는 피부를 윤택하게 해주는 약재들이다. 피부의 습기를 조절하는 약은 하수오, 복령, 의이인, 창출 등이 있다. 비위를 건강하게 하는 인삼, 백출과 건강도 필요하다. 비위를 소통시키는 진피, 초과, 지실, 대복피, 산사 등도 가려움증에 도움을 준다. 신경의 초조증을 달래주는 데는 백자인, 연자육과 맥문동을 쓴다. 피부의 염증을 달래주기 위해 황금, 황련이나 치자를 넣는다. 생기를 돕기 위해 황기와 계피도 처방한다. 신경의 울기(鬱氣)를 풀어주는 사삼과 천궁이나 석창포를 써야 할 때도 많다. 피부 조직의 소통을 돕는 약재로 사상자, 질려, 자초와 천마 등도 함께 쓴다.

환자분들도 생활에서 해볼 수 있는 것이 있다. 피부에 따뜻함과 적당한 수분과 맑은 상태가 유지되도록 해주는 게 필요하다. 생기가 어느 정도 있으면서 가려울 때는 보습제를 쓰는 것으로도 치료 효과가 있을 수 있다. 밀가루 음식과 육류를 줄여도 가려움증을 줄일 수 있다. 몸에 꼭 끼는 옷은 피부 호흡에 방해가 되니 피해야 한다. 카페인도 술도 좋지 않다.

잘 자는 것과 몸에 좋지 않은 음식을 피하는 것과 환경을 청결하게 하는 것이 좋은데, 사실 이런 것은 피부염 아니라 모든 병을 다스리는 데 중요하다. 무엇보다 마음을 편안하게 하는 것이 가려움증의 치료에 큰 도움이 된다.

지긋지긋하게 되풀이되는 병, 비염

　시대의 흐름 때문인지 한의학도 전문화를 표방하고 나서고 있다. 소아 질환을 전문으로 하는 한의원, 척추질환을 전문으로 하는 한의원이 있다. 성장 전문 한의원 같은 것을 보노라면, 아이들에게 거는 기대가 어느 때보다 높다는 것을 느낀다. 비만 전문 한의원이 있는가 하면, 미용에 관심있는 사람들을 위한 한방진료도 관심을 받고 있다. 그리고 비염 전문 한의원 역시 쉽게 볼 수 있다.

　한의학은 온몸의 생기를 전체로 살펴가며 오장육부(五臟六腑)와 피혈육근골(皮血肉筋骨)에 든 병을 치료하는 것이므로, 특별히 부문을 나누어 치료하는 방식은 맞지 않다. 오장은 간(肝), 심(心), 비(脾), 폐(肺), 신(腎)이고, 육부는 담(膽), 위(胃), 대장(大腸), 소장(小腸), 방광(膀胱), 삼초(三焦)를 말하며, 피혈육근골이란 우리 몸의 신체조직으로 피부, 혈관, 살, 근육, 뼈를 말한다. 몸 전체를 살펴가며 본다는 게 대단히 중요하다. 한의학은 부분을 보지 않고 전체를 본다. 하지만 시대가 전문성을 요구하고 있기 때문에 어쩔 수 없는 일인가 보다.

비염은 현대인에게 특히 많아진 질병으로, 완치되기 어렵고 약물 의존도가 높은 편이다. 학교나 직장에서 본인이 힘든 것은 물론이고 주위 사람에게도 불편을 끼쳐서 한방 치료의 요구가 생겨난 것이다. 알레르기 비염 환자는 흔하게 만날 수 있다. 콧물을 훌쩍이고 재채기를 연속해서 하고 코가 막힌다고 킁킁거리는 사람들 말이다. 조용하게 수업을 하고 있는 곳이나 중요한 회의가 진행되는 곳에서 이런 사람을 본다면 안타까운 마음이 들 수밖에 없다.

알레르기성 비염이라는 병명이 현대적이라고 해서, 이게 현대에 생긴 병이라고 생각하면 오산이다. 한의학에서는 알레르기성 질환을 조한(燥寒)에서 온 것으로 본다. 조한이란 '신경적인 초조증'과 '온기 부족'이 합쳐진 것을 말하며, 온기란 생기나 같은 말이다. 코는 폐와 직접적으로 연결되어 있고, 위(胃)에서 올라온 김이 나가는 곳이어서 소화 기능과도 밀접한 연관성이 있다. 신경성 요소가 있다는 것은 심기의 영향을 받는다는 말이다. 아침에 특히 재채기와 콧물이 나오는 사람은 신장 기능이 약한 탓이다. 이렇듯 오장 기능 모두가 콧병에 관여하고 있다.

한의학 원전인 《소문내경》에서도 콧물이 나오는 증상에 관해 말하고 있으며, 다른 한의학 서적에도 코가 찬바람에 상하면 콧물이 흐르고 콧소리가 나온다고 적혀 있다. 코가 막히는 것은 폐에 열이 있는 것이라고 하였다. 코에 용종이 있을 때에 오이 꼭지나 세신이라는 약재를 가루 내어 막대에 묻혀 코를 자극하여 치료하는 외치법도 있다.

비염은 코에 염증이 있는 상태를 말한다. 염증이 생겼으니 염증을 다스리는 소염제를 먹으면 되겠지 할 수도 있지만, 약을 먹을 때는 괜찮은 것 같다가 약을 끊게 되면 다시 재발하기 때문에 환자의 불편이 크다. 비염의 주 증상은 코 막힘, 콧물, 재채기이다. 본인이 앓았거나 주위 가족 중에 앓는 이가 있으면 그 고통이 얼마나 심한지 잘 안다. 자다가 숨이 막혀 잠을 잘 수도 없고 또 거친 숨소리는 옆에 있는 사람의 신경을 거슬리게 하기도 한다. 아이가 이 병을 앓으면 오랫동안 약을 먹이느라 고생한 어머니들이 약물 노이로제 증상을 보이는 경우도 있다.

원인을 알면 치료가 좀 수월할 수도 있는데 비염의 원인으로 이야기되는 것들을 보면, 면역력이 약하다든지 유전적 소인 때문이라든지 코 구조의 기형 때문이라고만 할 뿐이다.

비염의 현대 의학적 정의를 보면, 흡입한 항원이 코 점막에 접촉하면서 면역기전에 의해 콧물, 재채기, 코 막힘 증상을 일으키는 것이라고 한다. 현대 의학은 코 하나만을 문제 삼는 편이다. 치료 방법은 항히스타민제를 써서 히스타민 반응을 억제하는 것이다. 히스타민이 만들어지지 않도록 해야 근본적인 치료가 되겠지만, 아직까지 그렇게 치료하는 약물은 나오질 않았기 때문에 항히스타민제로 증상을 진정시키는 정도의 치료를 하고 있다. 여기에서 양방과 한방 치료의 차이가 나타난다. 우리 몸은 모두 유기적으로 관련되어 있지, 코 하나만 따로 떨어져서 자기의 역할을 하는 게 아니다. 온몸이 함께 작용하는 것이다.

우리가 음식을 먹으면, 음식은 위와 장에서 소화 흡수되어 정미로운 기운으로 만들어진다. 정미로운 기운이란 정성스러우면서도 미묘한 기운을 말한다. 이 기운이 온몸으로 골고루 퍼지는데 당연히 코로도 그 맑은 기운이 올라간다. 이 기운이 몸 밖의 찬 기운과 만나 좋은 영양분을 만들어내게 된다. 그리고 소화된 후의 찌꺼기들은 아래로 내려보내 대소변으로 나가게 된다. 《내경》에는 한의학의 중요한 이론인 삼초를 설명하고 있는데 비염 관련해서 알아두면 좋을 듯하다. '상초여무 중초여구 하초여독(上焦如霧 中焦如溝 下焦如瀆)', 상초는 안개와 같고 중초는 거품과 같고 하초는 도랑과 같다는 말이다. 우리가 먹은 음식을 소화하고 폐에서 공기를 흡입하여 피와 영양 물질을 만들고 찌꺼기는 걸러서 내보내는 과정을 설명한 것이다.

비위(脾胃, 지라와 위)에서 소화가 잘 되어 코에 찌꺼기 없는 깨끗한 김이 올라가면 괜찮을 텐데 후덥지근한 김이 올라가면 코 밖으로 그 김을 밀어내지 못한다. 찬 공기와 이 후덥지근한 기운이 마주치게 되면 코 안에서 어리어 습기(濕氣)가 된다. 그 습기로 인하여 코가 막히거나 콧물이 흐르고 재채기가 되는 것이다. 이렇게 해서 생긴 콧물과 위에서 올라오는 습열이 자꾸 코를 막으니 염증이 유발되어 축농증이 된다.

이런 이유로 코의 병이라 해도 코만 다스려서는 안 되는 것이다. 비위의 활동을 활발히 해주고, 약한 생기를 도와주고, 염증을 살펴서 치료해 나간다. 이렇게 코 안의 습기를 없애간다. 그런데, 실제 치료 과정에서는 문제가 되는 것이 또 있으니 바로 생활 습성이다. 스트레스가 심해서인지 현대인은 차고 단 음식을 많이 먹는다. 맑고 깨끗하지 못한 공기도 문제다. 이런 것들이 치료를 더디게 한다. 특히 이런 비염을 가진 사람들은 음식을 잘 조절해서 먹도록 하고 스트레스를 받지 않도록 주의해야 한다.

한방으로 비염을 치료한다고 해서 단번에 완치시킬 수는 있는 경우는 드물다. 초조증이 원인이 돼서 생긴 비염은 마음이 조금만 흔들려도 증상이 나빠지는 경우가 많다. 초조한 마음도 살피고 약해진 생기도 돋우고 염증도 진정시키고 코에 있는 한습(寒濕, 차갑고 습한 상태)도 없애주고 비위의 기능도 개선해 가다 보면 차차로 치료된다.

사람은 자연의 일부이다. 사람의 몸도 자연의 순리대로 살아가게 되어 있는데 현대인들은 자연을 따르지 않고 너무나도 자기 몸을 혹사하고 있다. 밤에 활동하는 시간이 길어지면서 절대적으로 수면

이 부족하다. 또 바쁘게 살면서 빵과 음료로 간단히 요기를 하는데, 그러다 보면 몸은 더 차가워지고 기운은 더 약해질 수밖에 없다. 그래서 치료가 어렵기는 하다.

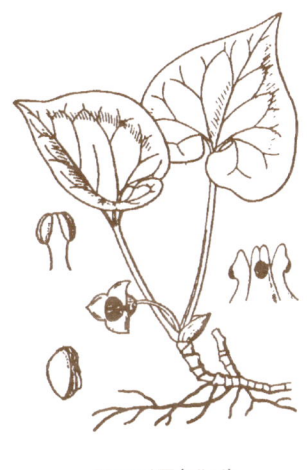

족두리풀(세신)

고혈압 달래기

　나이가 들어가면서 꼬박꼬박 챙겨 먹어야 하는 약이 많아지는 분들을 본다. 성인병이라 하는 고혈압, 동맥경화증, 당뇨병 등의 병에 걸리면, 보통은 돌아가시는 날까지 혈압약, 혈액순환 개선제와 당뇨약을 복용하게 된다. 이런 약들은 중간에 끊으면 안 되기 때문에, 처음 약을 먹어야 한다는 말을 들었을 때, 약 먹지 않고 치료하는 방법들을 찾는다.
　내가 아는 치과원장님은 고혈압이 있기는 하지만 산행을 열심히 다니고 음식을 조절하고 명상과 태극권 수련을 하고, 수면 시간을 일정하게 유지하면서 혈압을 스스로 관리하고 있다. 또다른 양방 병원 원장님도 운동을 통해서 체중을 감량하고 나니 혈압이 떨어졌다고 했다. 혈압약을 먹는 분들을 뵈면 나 또한 이 같은 방법을 권하고 있다.
　일반적으로 고혈압은 여러 가지 원인으로 혈압이 높아진 상태를 말한다. 심장이 수축하여 혈액을 보낼 때 압력이 가장 높은데, 이때의 혈압을 수축기 혈압이라고 한다. 심장이 늘어나서 혈액을 받아들일 때 가장 낮은데, 이때의 혈압을 이완기 혈압이라고 한다. 우리나라 20세 이상 인구의 약 30.9%가 고혈압이 있는 것으로 추정한다고 한다. 고혈압의 원인은 명확하지 않다. 유전적인 요인이 가장 흔하고, 노화, 비만, 짜게 먹는 습관, 운동 부족, 스트레스 등이 있다.

한의학에 고혈압이라는 병명은 없다. 우리가 알고 있는 '중풍'이 고혈압과 관련이 있다. 비궐증(痺厥證)이라고 중풍 이전 단계의 병이라고 할 수 있는데, 찬바람이 혈맥에 불어와서 저리고 혈관이 막히게 되는 증세[風吹血脈爲痺厥]가 고혈압 증세와 유사하다. 한의학에서 맥(脈)은 많은 것을 포괄하는 개념이다. 맥 뛰는 것을 살필 때에, 신경, 조직, 힘줄과 혈관을 다 합하고 뿐만 아니라 거기에 정기신(精氣神), 마음을 합해서 본다. 맥은 정신이 많은 곳이다.

예전에는 찬바람에 의해서 중풍이 오는 경우가 많았지만 현대에는 그렇게 밖에서 들어오는 경우보다 자신이 바람을 일으켜서 오는 경우가 많아졌다. 초조증을 많이 내는 경우에 생길 수 있다. 고혈압도 초조증을 많이 내는 경우에 잘 온다. 바람이 불고 기운이 떠도 정신이 안정되어 있으면 고혈압과 중풍이 오지 않는다. 경전에 보면 '창천지기 청정즉 지의치 순지즉 양기고 수유사적 불능해야(蒼

天之氣 淸淨則 志意治 順之則 陽氣固 雖有邪賊 弗能害也)'라고 나오는데 뜻을 풀어 보면, 창천의 기운이 맑고 깨끗하면 마음이 다스려지고, 이를 따르면 양기가 굳세어져, 비록 삿된 도적이 있다 해도 능히 해치지 못한다는 말이다. 중풍과 고혈압이 오는 사람은 분명히 신경이 약할 것이다. 생기가 약하므로 고혈압에 걸리게 되는 것이다. 정신을 온전히 지키면서 생활할 것 같으면 각종 성인병도 피할 수 있다.

예전에 비해 우리 주변에서 중풍 환자를 보는 경우가 드물어졌다. 그렇게 된 이유가 여러 가지 있을 수 있지만 혈압약을 조기에 복용한 덕도 있을 수 있고 중풍 초기에 병원에서 빠른 조치를 취한 것도 심한 중풍 후유증을 줄인 것이라 볼 수도 있다. 한때 경희대 한방병원은 중풍 치료하느라 병실이 없을 정도였지만 지금은 그렇지 않다.

나도 고혈압이 있는 환자에게 양방의 혈압약을 복용하라고 권한다. 평소에는 혈압이 관리된다고 해도 흥분할 때나 피로가 심한 경우에 혈압이 급상승하면 중풍이 올 수 있기 때문이다. 만약의 경우에 대비해서 혈관의 긴장도를 낮추어 주어야 한다고 설명한다. 양방 병원에서도 고혈압 전단계에서는 체중 조절, 식사 요법, 규칙적인 운동과 수면 안정 등 비약물적인 요법을 먼저 권한다고 한다. 그러나 고혈압이 이미 진행되고 있을 때는 혈압약을 처방한다. 물론 혈압약이나 당뇨약이 혈압을 치료하거나 당뇨를 치료하는 것이 아니고 혈압 수치와 당뇨 수치를 낮추어주는 역할을 하는 것이지만 그래도 저렴한 가격에 병을 잘 관리해 주기 때문에 이 방법이 편리하긴 하다.

한의학은 혈압 치료에도 기운을 통하게 하는 것을 원칙으로 한다. 우리의 기운은 차가우면 탁해지기 쉽고 더우면 맑아진다고 하였다[寒氣生濁 熱氣生淸]. 혈관의 소통을 도우려면 따뜻한 약재를 써야 한다. 그러면서 기운을 진정시켜 주고 혈관의 열을 다스려주기 위하여 강황이나 현삼을 쓴다. 기운이 약해서 모세혈관에 염증이 있으면 백작약과 목단피도 넣는다. 비만한 사람에게는 창출 같은 습기 줄이는 약을 사용한다. 고혈압에 관한 한방 처방도 한 가지로 가지로 정해진 것은 아니다. 환자에게 맞추어 처방해야 한다. 한의학의 고혈압 치료는 양방의 혈압약 처방보다 근본적이기는 하지만 환자의 변수가 많고 중풍과 같은 위험한 병이 올 수 있기 때문에 강하게 권할 수는 없다.

현대인들의 초조증은 고혈압에 영향을 많이 주고 있다. 어떤 분은 복식호흡으로 혈압을 치료하였다고 한다. 느린 호흡으로 초조증을 달래서 효과를 본 것이다. 명상과 복식호흡을 꾸준히 하는 것이 좋다. 바쁘고 어렵겠지만 그래도 꾸준히 노력하면 좋을 듯하다. 자기에게 맞는 적당한 운동을 찾아서 실천하고, 음주는 피하고, 흡연은 줄인다. 짠 음식도 혈관에 영향을 주니 줄이고, 잠을 규칙적으로 자도록 한다. 짜증과 걱정을 줄이고, 정신을 맑혀주는 책도 보고, 명상도 하고, 찬 것을 조심하면 좋을 것이다.

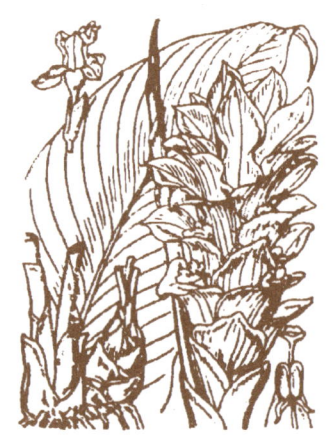

강황

늘 피로한 증상,
만성피로증후군

늘 피곤함을 느끼는 만성피로증후군은 아주 심각한 병이다. 자고 일어나도 개운하지 않고 머리는 늘 무겁다. 일요일 하루 쉬고 나면 오히려 더 피곤한 것 같고 몸 놀리기는 너무나도 귀찮다. 밥 먹고 나면 졸기 일쑤이다. 그저 일에서 벗어나고 싶은 마음뿐이다. 남의 이야기만은 아닐 것이다. 적당하게 활동하면 기운이 소통이 되는데 게을러지면 오히려 기운이 막히게 된다. 그래서 피로한 증상이 계속될 수밖에 없다.

피로한 경우도 크게 둘로 나눈다. 육체적인 일을 많이 해서 오는 피로는 노력상(勞力傷)이라 하고, 마음을 많이 써서 오는 피로는 노심상(勞心傷)이라 한다. 힘을 써서 오는 피로는 잠시 쉬면 바로 회복할 수 있지만 마음을 써서 오는 피로는 오래가게 된다. 가만히 있어 활동을 안 하면 기가 체하기도 하고 맺힐 수도 있다. 기체한 사람 중에 증상이 가벼운 사람들은 행동을 슬금슬금 하노라면 저절로 낫고, 중한 사람은 진피(陳皮, 말린 귤껍질)를 달여 먹으면 좋아진다.

구름 한 점 없이 달이 환할 때를 마음이 바른 때와 같다고 한다. 구름이 달을 가리면 환했다가 어두웠다 하는데, 그 모습이 우리가 마음 쓰는 것과 같다. 우리 마음에 사려(思慮)가 들면 달이 어두웠다가 밝았다가 하는 것과 같은데, 이 사려가 우리에게 가장 큰 해를 끼친다. 지금 시대는 의식주가 다 해결되었으니 병이 없어야 하는데 사려 때문에 병에 든다. 먹을 게 없을 때는 먹을 것만 해결되면 행복할 것 같지만 그 문제가 해결되고 나면 또 다른 욕심들이 일어나서 늘 부족하다고 느끼기 때문에, 여전히 행복하지 않다. 그래서 병이 난다.

마음을 쓰지 않았는데도 선천적으로 약해서 쉽게 피로를 느끼는 사람에게는 인삼, 백출, 복령, 감초가 들어간 사군자탕(四君子湯)이 기본 처방이다. 울기(鬱氣)가 있게 되면 나의 생기가 활발하지 못하다. 생기가 머리끝에서 발끝까지 잘 왔다 갔다 해야 하는데 그렇지 못하게 되면 지장이 있게 된다. 생기의 유통에 지장을 주는 것은 습기와 담(痰) 같은 것이다. 피로를 개선하기 위해서는 습기를 없애주는 하수오, 복령, 창출, 의이인 등의 약재를 쓴다. 기운을 더해주는 황기와 인삼도 필요하고 혈액의 활동을 활발하게 해주는 당귀와 천궁도 써주고 비위 기능을 건강하게 해주는 진피, 사인, 백출도 넣고 생기의 활동성을 돕는 육계와 건강도 더해서 처방하면 도움이 된다. 물론 기운을 수렴해야 할 경우에는 맥문동이나 오미자를 써야 하고 울기가 심할 때는 향부자나 복신을 사용해야 한다.

앞서도 말했지만 현대인의 피로는 사려 과다가 원인인 경우가 많다. 생각이 너무 많은 것이다. 적당히 육체적 활동을 하고 머리 쓰는 일은 좀 쉬어야 피로를 개선할 수 있다. 생활의 절도도 절대적으로 필요하다. 절도 있는 생활을 차분히 해나가는 것이 건강을 지키는 길이다. 예전처럼 공동체적인 삶이 아니어서 모든 것을 혼자 결정하고 책임져야 하기 때문에 더 많이 고민하게 되는 것이 사실이다. 그럼에도 마음의 휴식이 없다면 피로해지고 집중력이 떨어져서 판단을 그르치는 경우가 올 수 있다. 그러므로 휴식은 선택이 아닌 필수이다. 급할수록 돌아가야 한다는 말이 있듯이 바쁜 현대 일상에서도 느림의 철학이 꼭 필요하다.

잠 잘 자기

진료를 하다 보면 부부의 성향과 습관이 달라 고생하는 분들을 꽤 많이 본다. 그런 습관 중에서 잠자는 버릇이 완전히 달라서 건강에 지장을 받는 경우들이 있다. 남편분은 베개만 닿으면 바로 잠이 드는데 아내분은 잠이 드는 데에 오랜 시간이 걸려서 고생하는 부부들이 있다. 옆에서는 코를 골면서 씩씩하게 자는데 본인은 정신이 더 또렷해져서 고문당하는 기분이라고도 한다. 수면 습관을 바꿀 수도 없으니 답을 드리기 어려웠다.

우리가 살아가는데 흔히 먹고 자는 것에 별 이상이 없으면 건강한 것 아니냐고들 한다. 잘 먹고 그 먹은 것을 잘 내보내는 일은 소화기가 튼튼하다는 뜻이다. 잠을 잘 잔다는 것은 마음이 편안하고 정신이 굳세다는 것인데, 잠은 피로를 푸는 데 중요한 요소이다.

《내경》에서는 잠자는 것을 사계절에 맞추어 설명해 놓았다. 봄과 여름은 늦게 자고 일찍 일어나고, 가을은 일찍 자고 일찍 일어나고, 그리고 겨울은 일찍 자고 늦게 일어나는 것이 좋다고 하였다. 해가 떠 있는 시간에 활동을 하고 해가 지면 잠을 자는 것이 자연에 맞는 양생법이라고 한 것이다. 그런데 에디슨이 전구를 발명한 이후에 사람들은 밤에도 활동이 많아졌다.

한의학에서는, 깨어 있는 것은 생기가 활동을 활발히 하는 것이고 잠을 자는 것은 생기가 활동을 적게 하는 것이라 한다[氣寤則行陽 氣寐則行陰]. 잠을 잔다고 해서 생기가 완전히 쉬는 것은 아니고 적게 활동한다는 것이다. 한의학은 음양의 이론이므로 양만 있어서도 안 되고 음만 있어서도 안 된다. 활동을 했으면 쉬어줘야 다시 건강하게 활동을 계속할 수가 있다. 자는 동안에 낮에 활동과 생각으로 생겨난 머리의 찌꺼기들을 청소해 주어야 아침에 맑은 정신이 드는 것이다.

고문의 방법으로 잠을 재우지 않은 것이 있다고 들었다. 사람이 잠을 못 자는 고통은 고문과도 같은 것이라 볼 수 있다. 하루이틀이면 괜찮다 해도 여러 날 잠을 못 자면 일상생활에 지장이 많다. 그리스 로마 신화에도 죽음의 신 타나토스와 잠의 신 힙노스와 꿈의 신 모르페우스는 서로 밀접한 관계가 있는 신들이라고 한다. 잠을 너무 못 자면 죽음과 같은 고통을 느끼게 된다.

잠을 못 자는 경우 대부분은 칠정(七情, 일곱 가지 감정)으로 인해서 온다. 걱정과 우울, 번민 때문에 잠을 못 자게 된다. 아무리 자려고 해도 자꾸만 생각이 나게 되니 잘 수가 없게 된다. 그래서 예민한 사람들이 더 잠자는 것의 어려움이 많다. 자는 장소가 달라져도 그렇고 조그만 걱정이 있어도 숙면을 취할 수가 없다.

갱년기 여성에게도 불면이 많은 편이다. 호르몬의 변화로 몸에 기능이 약해지면서 신경도 더 예민해지고 특히 밤에 땀이 나고 열감이 느껴지면서 잠을 못 자는 경우가 있다. 갱년기 증상을 못 느끼고 지나가는 분들도 있지만 많은 중년 여성들이 조금씩은 영향을 받게 된다.

불면에 대해 일반적으로 활용하는 방법은 자기 전에 따뜻한 우유를 마시는 것이 있다. 대추차도 불면에 도움이 된다. 책을 보다가 자는 것도 있고 티비를 보다가 자는 방법도 있다. 배나 발이 차가우면 잠들기 어려우니까 배와 발을 따뜻하게 해주는 방법도 좋다.

나는 불면증 환자를 치료할 때 신경의 안정을 중요시한다. 백자인, 연자육, 맥문동, 복신과 같이 신경을 안정시키는 약재를 쓰고 소화기를 돕는 약재인 진피, 산사, 사인 등도 쓴다. 기운이 허약해져 있으므로 인삼, 하수오도 사용하고 약해진 신경을 돕기 위해 육계나 건강도 처방한다. 울기(鬱氣)가 있는 사람에게는 천궁과 길경도 쓰고 열이 있는 경우에는 치자도 넣는다.

낮에 햇빛을 받으며 천천히 걸으면 밤에 잘 때 도움이 된다. 답답한 일이 있으면 친한 이들과 수다를 떠는 것도 도움이 된다.

무위당 선생님의 불면증 처방 중에는 감초를 많이 쓴 것도 있다. 정신을 진정시켜야 하는데 찬 약은 생기를 상하게 할까 두려워 피하고, 용안육 같은 단 약은 너무 무뎌 쓰지를 못해서 생감초의 완화하는 기운과 열을 진정하는 효과를 생각해서 처방하셨다고 한다. 보통 한의사들은 감히 생각지 못하는 처방이다.

불면증에도 정해진 처방과 방법은 없다. 그 사람에게 맞고 그 시기에 맞는 처방과 방법을 찾아야 한다. 쉽지 않은 일이다. 그래서 나는 열심히 환자의 마음을 열어주고 말을 들어주면서 처방을 해보고 있다.

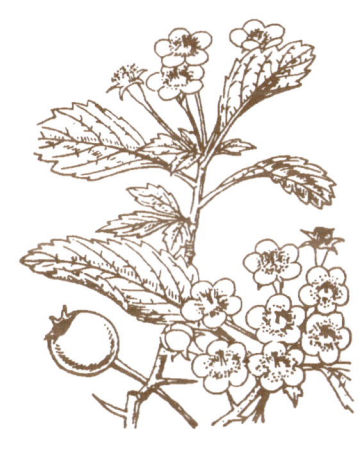

산사나무

두통에 시달리는 사람들

전체 인구의 90% 이상이 두통을 경험한다고 한다. 흔한 증상이지만 때로 심각한 질환과 연관된 경우가 있으므로 주의깊은 관찰이 필요하다. 감기로 인한 두통과 스트레스를 받아서 생기는 두통 그리고 소화장애와 더불어 나타나는 두통은 많이 경험하는 경우이다. 그러나 뇌종양, 뇌염, 뇌막염 그리고 중풍과 같이 오는 두통은 빠르고 바른 치료가 필요하다.

일반적으로 긴장형 두통은 스트레스가 심하거나 자세가 좋지 못하거나 피로가 심할 때 오는데 목 근육이 뭉치면서 나타난다. 우리가 편두통이라고 하는 것은 혈관형 두통이라고 하는데 혈관에 긴장도가 높아졌거나 뇌의 혈행에 장애가 있을 때 나타난다. 종양형 두통은 지속적이고도 극심한 통증이 있다. 소장 내에 비정상적으로 증식한 세균이 지질 다당류라고 불리는 독소 엔도톡신를 내뿜는데, 이 독소가 장에서 혈액으로 흡수되어 뇌에 영향을 주게 되면 집중력 저하와 흐리멍텅한 정신 상태로 나타나고 두통을 일으킬 수 있다고 한다.

이렇듯 두통의 증세나 원인은 다양하다. 그러니까 치료도 쉽지 않다. 물론 쉽게 가라앉는 두통도 많지만, 어떤 치료를 해도 도움이 안 돼서 두통으로 오래 고생하는 사람도 꽤 있는 편이다.

한의학에서 머리는 가장 맑고 밝은 곳이다. 쓸데없는 생각과 활동을 하면 머리에 찌꺼기가 끼게 된다. 머리는 언제든지 고요하고 청정(淸淨)하게 유지해야 한다고 했다. 모든 두통은 양경(陽經, 활동이 많고 위로 올라가는 경락)에 속해 있다고 한다. 편안한 마음으로 활동을 하면 양경이 정상적으로 활동하면서 위로 올라가서 밝은 기운이 머리에 환하게 된다. 욕심과 불안과 초조로 인해 기운이 과도하게 위로 올라가게 하면 뇌에 진액이 마르고 혈전도 생기고 혈관이 터지기도 한다. 두통은 기운이 올라가서 머리에 박혀 있는 찌꺼기들을 자극하여 오는 것이다. 막혀 있는 쪽이 왼쪽이면 왼쪽이 아프고 오른쪽이면 오른쪽이 아프다. 많이 막혀 있으면 통증은 그만큼 심할 것이다.

한의학에서는 두통의 증상을 몇 가지로 나누어 본다. 첫째는 바깥 찬 공기에 의해서 생기의 활동이 위축되고 호흡을 못해 염증이 나고 기운이 올라가 두통이 나는 경우이다. 둘째는 여러 가지 마음쓰는 일들로 인하여 열도 없이 머리가 아픈 경우이다. 셋째는 위가 활동이 잘 안 되어 뱃속이 그득하고 습기가 많아 기운이 위로 떠서 아픈 경우이다. 넷

째는 땀 흘리고 기운을 많이 쓰니 기운이 올라가 머리가 아픈 경우이다. 두통은 모두 기가 체한 것이고 기가 막혀 있는 것이다. 칠정의 울기(鬱氣)를 풀어주고 허약한 기운을 도와서 치료한다.

두통 치료를 위해서는 머리에 쌓인 찌꺼기를 청소해 주는 약을 쓴다. 천오, 남성, 백강잠과 백부자 등을 쓰고, 허약한 기운을 돕기 위해 하수오, 복령, 인삼, 황기 등을 넣는다. 울기를 풀어주기 위해 향부자나 천궁, 석창포 그리고 사삼도 쓴다. 신경 활동을 위해서 육계나 건강도 넣어야 한다. 위장 활동도 돕고 기운도 내리기 위해 진피나 나복자나 지실이나 강황 등도 처방한다. 피부나 경락의 소통을 위해 강활과 세신도 넣어야 할 때도 있다. 위장 경락에 열이 있을 때는 석고를 쓴다. 아래가 차서 오는 두통에는 부자를 써 주어야 한다. 뇌의 영양과 진액이 부족할 때는 육종용과 당귀나 구기자를 써야 한다.

소화 장애와 동반해서 두통이 오는 사람은 기름진 음식이나 찬 음식을 피하는 게 좋다. 그리고 과식하지 않도록 주의해야 한다. 요즘은 목 디스크로 인하여 두통이 오는 경우도 많이 있다. 두통 환자의 많은 경우가 목 주변 근육의 경직 증세가 있다. 평소에 목 근육을 풀어주는 스트레칭을 자주 하면 두통을 줄일 수 있다. 올라가는 기운을 줄이고 평소에 머리에 찌꺼기가 생기지 않도록 하는 것이 두통의 예방법이다.

노자의 말씀대로 현빈(玄牝)하게 살아가야 한다. 현빈은 가맣고 숨어 있듯이 활동을 덜 하는 것을 말한다. 두드러지지 않는 것이다. 운동도 적절히 하고 음식도 관리하고 휴식도 적당히 취하는 사람들이 두통이 적을 것이다.

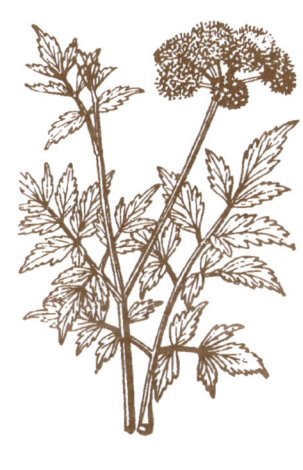

강활

기미

　　미인의 첫째 조건은 깨끗한 피부다. 맑고 투명한 피부를 갖고 싶어 하는 것에는 남녀노소가 따로 없다. 그래서 요즘은 기능성 화장품이라는 것도 많이 나오고 있다. 누구나 깨끗하고 아름다운 피부를 원하지만 그게 뜻대로 되는 일은 아니다. 특히 여성들에게 근심거리가 되는 기미는 본인뿐 아니라 보는 이들도 안타까운 마음이 들 정도로 보기에 좋지 않다. 얼굴에 기미가 끼면 뭔가 근심이 있어 보이고 병이 든 것으로 보이기 쉽다. 한방에서는 기미를 풍자(風刺)라고 한다. 바람에 찔려서 모세혈관의 피가 통하지 않아 얼굴이 거뭇거뭇해진 것을 가리킨다.

　　기미는 어린아이에게는 나타나지 않는다. 아이들은 아직은 생기가 활발하고 마음이 많이 복잡하지 않아서 그렇다. 얼굴은 모든 양적인 활동이 모이는 곳이고 마음의 상태를 반영하는 곳이다. 인체 십이경락과 삼백육십오지락 모두 그 기운과 피의 좋은 것이 얼굴로 올라가기 때문에 겨울에 손발은 터서 피가 나도, 아무것으로도 가리지 않는 얼굴은 잘 트지 않는다. 눈으로 볼 수 있는 것, 귀가 들을 수 있는 것, 냄새 맡는 것, 맛을 느낄 수 있는 것이 모두 오장육부와 십이경락이 왕성히 활동한 결과이다. 경락(經絡)이란 우리 몸의 생기가 드나들고 다니고 하는 통로, 길을 말한다.

우리 마음에 조그만 변화만 있어도 얼굴에는 금방 나타나게 된다. 물론 이런 감정을 잘 드러내지 않는 사람들도 있다. 이런 이들을 포커페이스라고도 하는데, 노름판에서 자기의 패를 상대에게 들키면 이기기 힘들기 때문에 자기의 감정을 겉으로 드러내지 않는 것이다. 일부러 자기감정을 드러내지 않으려고 애써 노력해서 생긴 결과일 뿐 대부분의 사람들은 자기 감정변화가 얼굴에 다 나타나게 된다. 한편 조그만 감정의 변화에도 얼굴이 발갛게 달아오르는 안면홍조증인 사람들도 있다. 이런 사람들은 거짓말하기도 어려울 것이다. 이렇듯 얼굴은 그 사람의 가정사나 건강 상태까지 나타내는 간판인 셈이다. 그래서 누구나 맑고 깨끗한 얼굴을 원하는 것이다.

우리 몸의 십이경락 중 특히 위장과 관련된 경락이 얼굴 전면에 분포되어 있다. 그래서 얼굴이 차고 덥고 때로 붓는 것 모두가 위장 기능의 지배를 받는다. 얼굴에 나타나는 병은 마음을 다스리는 것과 위 기능을 보살피는 것이 가장 중요하다. 그렇다고 다른 장기의 기능과는 전혀 연관이 없다는 것은 아니다. 한의학에서 볼 때, 우리는 온몸이 생명력으로 함께 움직이며, 오장육부가 협조하여 균형을 유지하는 것을 건강하다고 한다. 기미가 위중한 병은 아니지만 치료가 쉽지 않은 것은 이미 마음에 병이 있는 경우가 많고 오장 기능 중 약해진 곳이 많기 때문이다. 기미를 치료하기 위해서는 얼굴의 신경 혈관이 막혀 있는 것을 통해 주고 위장의 습기를 제거하고 경락에 들어와 있는 외사(外邪)를 발산시켜 주어야 한다. 외사란 문자 그대로는 밖에서 들어온 나쁜 요인으로 여기서는 풍한(風寒) 곧 찬 바람을 가리킨다.

서양의학에서는 햇볕을 받으면 기미가 생긴다고 말하지만 햇볕만 받아서는 기미가 생기지 않는다. 햇볕을 받는 동안 신경 혈관은 왕성히 활동하여 충혈이 되고, 그러다 기운이 지쳐 충혈이 가라앉으면 찌꺼기가 생기면서 착색이 된다. 기미 기운이 있는 사람들은 뜨거운 곳에 오래 있다 들어오면 대부분 그 부위가 먼저 빨갛게 충혈되어 있는 것을 알 수 있다.

물론 햇볕은 기미의 가장 무서운 적이다. 그러나 내 기운이 성할 때는 생겨난 찌꺼기를 발산하거나 흡수해 버리므로 기미가 생기지 않는다. 그러니 꼭 햇볕만이 원인이라고 할 수는 없다. 요즘은 신경을 쓰면 기미가 생긴다고 호소하는 사람들이 많은 것을 볼 수 있다. 자기 혼자서 애를 끓이다가 지쳐서 기미가 생겨나는 경우다. 햇볕을 받아 생겨난 기미는 얼굴에 직접 투여하는 비타민-C 제재가 효과가 있다는 사람도 있다. 그러나 칠정(七情)으로 인해서 생겨난 기미에는 위장의 습기와 심기를 함께 살피면서 모세혈관의 활동이 잘 일어날 수 있도록 도와주어야 한다. 백자인, 율무, 창포, 백지, 진피, 건강이라는 약재가 도움이 된다. 이런 약재를 이용해서 만든 한방 연고도 도움이 된다.

　동양에서 최고로 치는 얼굴은 어린아이의 해맑은 모습이 아니다. 인생 역정을 다 거치고도 온화한 인상을 풍기는 고승이나 선비의 얼굴이다. 아이 때 예쁘지 않은 얼굴은 없다. 그러나 세월이 흐르는 동안 그 예쁘고 맑던 얼굴이 어디론가 사라지고 풍파에 찌든 얼굴만 남게 되니 인생을 고(苦)라고 하는 모양이다. 마흔 이후의 얼굴은 자기가 책임을 져야 한다고 했는데 요즘 우리 주변의 40대에게는 편안한 얼굴을 보기 어렵다. 삶이 고단하기 때문이다. 그러나 사는 일이 하루아침에 좋아질 수는 없을 터이니 옛사람의 마음 다스리는 법을 배워 좋은 인상을 가져보도록 하자. 어떤 병이든 내 기운이 성할 때는 이겨낼 수 있다. 기미도 마찬가지이다. 무조건 가리고 덮어씌우는 것이 능사가 아니다. 자질구레한 일들은 좀 줄이고 좋은 생각을 많이 하는 것이 좋다.

　바야흐로 태양의 계절이다. 태양의 계절은 일 년 중 기운이 가장 성한 때이다. 이 기운을 잔뜩 받아두어야 튼실한 열매를 맺는다. 기미 걱정에 이 기운을 피하는 것은 좀 억울한 일 아닐까.

변비, 흔하고도 어려운 병

결혼해서 살다 보면 부부의 성격도 체질도 다른 것을 느끼게 된다. 남녀의 차이가 있기도 하지만 일상생활에서 겪게 되는 수면 습관과 선호하는 음식의 차이 그리고 배변 습관도 그렇다. 나는 설사를 할 때가 있지만 변비는 별로 없다. 반대로 아내는 변비가 종종 있지만 설사는 거의 없다. 나이가 들면서 아내도 라떼를 먹으면 설사를 할 때가 있어서, 우리가 비슷해졌다고 웃은 적이 있다.

환자에게 병을 관찰하기 위해 묻는 항목 중에 변비나 설사도 있다. 어떤 사람은 며칠씩 변을 보지 않아도 불편하지 않다고 하고 다른 사람은 하루라도 변을 보지 않으면 답답해서 견딜 수가 없다고 한다. 흔히 배변이 1주일에 2회 미만이거나, 배변 시에 굳은 변이 나오거나, 출혈이 동반되는 경우를 변비로 진단한다. 같은 변비라고 해도 각자 느끼는 정도는 다 다르다.

서양의학은 과민성 장 증후군 환자에게 설명하기를, 세균이 장에서 만들어내는 가스의 종류에 따라 변비와 설사가 일어날 수 있다고 한다. 장내 세균에 의해 수소가스가 발생하기 쉬운 환자는 설사를 많이 하고, 메탄가스가 발생하기 쉬운 환자는 변비가 주로 생긴다고 한다. 사람의 경우 메탄가스가 많은 사람은 행복 호르몬인 세로토닌 수준이 낮다는 보고도 있다. 세로토닌은 장을 움직이는 호르몬인데, 이 호르몬 분비가 낮으면 변비가 생긴다. 변이 소장 내에 정체하는 시간이 길어질수록 탄수화물과 같은 음식물이 장내 세균과 접촉해 발효하는 시간이 늘 수밖에 없다. 장내 세균은 주로 탄수화물을 원료로 가스를 만들어내기 때문에 가스가 필요 이상으로 많아져 복부 팽창과 변비가 발생한다.

변비의 원인은 무수히 많다. 그래서 치료도 쉽지 않다. 배변 습관이 문제인 경우가 많은데 이것도 체질과 성격 탓이라 바꾸기가 어려워 보인다. 과도한 영양을 섭취해도 변비가 되므로 골고루 먹는 것이 좋고 잡곡과 섬유질 섭취도 중요하다. 오랜 시간 앉아서 활동하는 것도 장의 운동력을 떨어뜨리기 때문에 적당량의 운동이 필요하다. 예민한 사람들은 장내 호르몬 분비의 영향을 받으니 마음을 이완시키는 방법을 평소에 훈련해야 한다. 요즘은 스트레스가 많아서 변비가 오는 사람들도 많다. 그러므로 변비 처방도 예전과 달라져야 한다. 변비는 치질도 유발하고, 대장에 용종도 발생하게 하고, 오래 지속되면 피부에 영향을 주고 그리고 일상생활을 불편하게 한다.

변비 환자 중에는 비피더스균이 들어있는 유산균을 먹는 경우가 많다. 그러나 장내에 비피더스균이 많을수록 비피더스균이 변 속 수분을 흡수해 변을 딱딱하게 하는 작용을 한다고 한다. 변비가 있는 여성이 비피더스균을 마시면 증상이 심해질 수 있다. 그런데 요구르트에는 유당(락토스)이 들어 있는데 유당을 분해할 수 없다 보니 설사가 생긴다고 한다. 요구르트를 먹었을 때 생기는 설사는 일종의 부작용이고 변비가 나아진 것이 아닌데도, 변비가 심한 사람으로서는 변비 치료가 있는 것으로 느낀다. 상식이 사실과 맞지 않는 것이다.

한의학에서는 변비는 장이 건조한 것이라고 본다. 그래서 장의 수분이 유지되도록 도와주는 육종용과 당귀를 쓴다. 장의 운동을 활발하게 해주기 위해 육계, 건강과 부자를 쓴다. 인삼과 복령 그리고 백출도 넣는다. 장의 기체(氣滯, 기가 흐름이 원활하지 않고 막혀 있는 것)를 풀어주기 위해 빈랑과 대복피도 더해준다. 백두구, 우슬, 도인, 욱리인과 대황을 쓰기도 한다. 요즘 신경증 환자들에게는 연자육, 천궁과 맥문동도 쓰고 있다.

변비 환자에게 매일 배변하는 습관을 가지라고 권한다. 기름지고 찬 음식을 피하라 하고 규칙적 운동도 권장한다. 느긋한 마음은 변비에도 설사에도 크게 도움이 된다.

공황장애,
너무 열심히 살아온 사람들의 비극

세상의 사람 수만큼이나 병도 다양한 세상이다. 흔한 감기부터 설사, 복통 등의 보통 병도 있고 암, 에이즈, 신부전 등 심각한 병도 있다. 근래에는 공황장애라는 병을 앓는다는 환자를 만날 기회가 몇 번 있었다. 덕분에 새로운 병에 관해 알게 되었다. 그들은 모두 겉으로는 건강해 보이고 정신력도 강해 보였다. 환자들은 굉장히 열심히 살아왔고 재주도 많은 사람들이었다. 환자들 덕에 공황(恐慌)이란 것에 관해 좀 더 공부할 기회를 가질 수 있었다.

일반적으로 우리가 알고 있는 것은 경제적 공황이다. 경제활동이 혼란에 빠지는 상태를 말하는 공황 말이다. 그런데 사람에게도 이런 공황상태가 나타나는 것이다. 일상생활에서의 공황은 갑자기 닥친 일이나 갑자기 변한 사태에 놀라고 두려워서 어찌할 바를 모르는 상태다. 기본 증상은 심한 공포와 놀람으로 인해 호흡곤란, 빈맥, 현훈(眩暈, 아찔아찔하고 어지러움) 등 신체 기관 여러 곳에 증상이 나타나는데 발작적으로 일어난다. 심한 신체적 탈진 상태 혹은 생명의 위협을 받는 상황에서 경험하는 증상과 흡사하다 한다. 말하자면 죽음을 경험하는 것이라고 할 수 있다. '이러다 내가 죽는구나.' 하고 느끼는 상태다. 그렇게 느끼는 것이지 실제로 죽는 것은 아니다. 그러면 왜 이런 상황이 오는 것일까? 양의학에서는 아직 원인이 분명히 밝혀져 있지는 않다고 하고 있다.

지금 우리 사회는 초조불안증으로 인해 점점 황폐화하고 있다. 사람들은 한 치 앞을 보지 못한다며 자신의 불안한 미래 때문에 쾌락에 탐닉하기도 하고 그 불안을 견디지 못해 스스로 목숨을 버리기도 한다. 어제도 또 오늘도 촉망받던 젊은이가 불귀의 객이 되고 말았다. 세상 사람들이 얼마나 외롭고 고통스런 나날을 보내고 있는지 알 수 있다. 인간은 무엇이든 다 할 수 있을 것 같지만 사실은 할 수 없는 일이 훨씬 많다. 그러니 순응하는 법을 알아야 한다. 얼마 전에 인연이 닿아 읽게 된 히로나카 헤이스케의 책, 《학문의 즐거움》에 보면 학문을 하는 사람의 태도로 겸손함을 꼽고 있다. 인간이 대단한 것 같지만 사실 아주 나약한 존재다. 그러니 이 세상을 사는 일이 간단치 않다. 그런데 너무 많은 것을 이루려다가 오히려 그 일에 치이게 되어 스스로 공황상태로 빠지고 마는 것이다. 날이 더워지면 더 힘들어할 수 있다.

한의학 원전인 《소문내경》〈생기통천론〉(生氣通天論)에 나오는 구절 중에 이런 이야기가 있다. 살려고 애쓰다 보면 긴장하게 되고 그러면 인체에 정미로운 물질이 없어지거나 활발하게 움직이지를 못하게 된다. 그런 중에 열을 받게 되면 귀가 멀어 듣지 못하고 눈이 멀어 보지 못하며 내 생기는 도시가 무너지듯 무너져 내리고 정신이 혼란함이 그치지 않는다. 이 구절이 공황장애를 설명하고 있는 부분이다. 한의학적인 병리로 보면 공황장애는 심신불교(心腎不交, 심의 기운과 신의 기운이 잘 교통하지 못하는 상태)에 해당한다. 심기가 안정되지 못한 것을 치료하기 위해서 백자인, 복신, 맥문동, 연자육을 쓰고 신기가 허랭(虛冷)한 것을 돕기 위하여 부자, 육계를 써주고 울기(鬱氣)를 푸는 약으로 향부자, 천궁을 넣고 기혈을 돕기 위해 인삼, 당귀 등을 환자에 맞게 구성하여 처방을 한다.

공황장애 환자들이 공통적으로 가지는 성격적 특징은 너무 완벽하게 잘 해보려는 경향이 강하다는 것이다. 앞서 내가 만난 환자들도 삶에 진지하고 열심이었던 사람들이다. 긴장된 삶을 살면서 잠시도 쉬지 않고 앞만 보고 살다가, 몇 번의 충격적인 일들을 겪으면서 발병한 것이다. 이런 사람들에게 가장 필요한 것은 휴식이다. 나는 성경은 잘 모르지만 모든 것을 예수 그리스도께 맡기고 걱정하지 말라는 말씀이 이 환자들에게 가장 필요한 것이란 생각을 해보았다.

《소문내경》〈상고천진론〉(上古天眞論)에 이런 삶을 예방하거나 치료하는 방법을 구체적으로 제시하고 있다. 뜻을 한가로이 하여 욕심을 줄이고, 마음을 편히 하여서 두려움이 없도록 한다. 몸은 애를 쓰지만 지칠 정도로 부리지 않도록 하고, 자기 형편에 맞게 기운을 부리며 살라 하였다. 게으르지 않고 열심히 사는 것은 올바르게 사는 일이다. 그렇지만 앞만 보지 말고 가끔씩은 옛날 우리 조상들이 추구했던 삶의 모습도 돌아보았으면 좋겠다. 너무 애쓰다 한순간 정신을 놓는 것보다는 지금 좀 더 여유 있게 생각하고 휴식하는 생활이 진정 성공하는 길임을 알았으면 좋겠다.

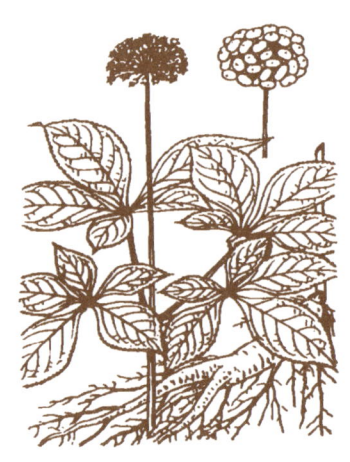

인삼(인삼, 미삼)

2부

여름

長

여름, 빼어나고 큰 계절

동양에는 자연을 최고 질서로 보고 자연과의 조화로운 삶을 지향한 성현이 많다. 《노자》에 사람은 땅을 본받고 땅은 하늘을 본받고 하늘은 도를 본받고 도는 자연을 본받는다는 구절이 있다. 자연은 우주만물을 생성하고 운행하는 그 모든 것이다. 수많은 세월 동안 행성들이 운행되어도 아무 탈이 없고 지치지 않고 그대로 돌아가고 있다.

지구가 급속도로 나빠지고 있다. 자연과 사람은 하나이니, 자연과의 조화로운 삶만이 지구를 지킬 수 있는 유일한 길이라는 것을 이제야 뼈저리게 느끼고 있는데, 많이 늦지 않았기를 바라는 마음 간절하다. 우리의 선조들은 이미 알고 있었는데 우리 세대가 이것을 알지 못하고 너무 편리함만 추구하며 자연을 망가뜨리고 살아가고 있다. 계속 채우려고만 하는 욕망을 절제해야 한다.

그런 뜻에서 자연의 변화인 사계절의 기상을 알고 우리 몸이 그것에 순응하는 것은 참으로 귀한 일이다. 나고 자라고 거두고 저장하는 것, 생장수장(生長收藏, 나고 자라고 거두고 저장함)이 자연순환의 법칙이다. 소문학에서는 여름 석 달을 '빼어나고 빼어나니 가장 클 것'이라고 한다. 천지의 기운이 왕성히 사귀어서 만물에 꽃이 맺히면서 열매를 준비한다. 아침에는 봄보다 더 일찍 일어난다. 일광을 듬뿍 받아야 하고 식물의 안팎이 충만한 것과 같이 우리도 안팎을 다 확충해야 한다. 꽃과 꽃부리를 빼어나게 만들고 기운이 넘쳐난다. 우리가 호흡하듯이 만물도 위로도 크고 옆으로도 커간다. 그렇게 하면 상초, 중초, 하초에 영위(榮衛)까지 다 충만하다. 여름에는 무엇이나 다 잘 자란다. 나뭇잎들은 푸르다 못해 검은빛을 띠기도 한다. 꽃들은 한껏 벌어진다. 모든 것에 기운이 넘치는 것이 보이는 때이다. 여름에는 인간의 마음도 한껏 펼쳐진다. 그래서 밖으로 기운이 뻗친다. 아무리 더워도 들로 산으로 바다로 나가려는 것도 어쩌면 이런 때문이 아닐까. 그렇게 하는 것이 여름 기운에 응하는 것이요, 장(長)을 기르는 도이다.

그런데 여기에 칠정이 개입하면 마음이 거슬리게 된다. 마음에 맺히고 꺼리는 바가 있게 되면 그 기운이 위로 올라가지 못하게 된다. 여름 더위를 피한다고 억지로 찬 기운을 많이 쏘이면 우리 몸과 마음에 병이 든다. 여름에 노폐물을 밖으로 배출하지 못한 상태에서 차가운 가을 공기가 내 생기와 맞닥뜨리면, 차가웠다 더웠다 하는 학질이 된다.

자연스러운 규칙

건강한 삶을 위한 다양한 운동과 섭생 그리고 생활규칙들이 각종 매체를 통해 우리에게 소개되고 있다. 얼마 전 아내의 소개로 정형외과 의사의 영상물에서 폼 롤러 이용법을 본 적이 있다. 따라하기 어렵지 않고 근육에 관한 설명도 자세해서 유익한 방송이었다. 내가 살고 있는 고양시 생활체육회에서도 라인 댄스, 다이어트 댄스, 생활체조, 국학 기공 그리고 화타오금희 등 여러 가지 건강 방송을 한다. 바르게 걷기를 가르쳐 주는 곳도 있다.

나도 나름의 규칙을 가지고 생활하고 있다. 진료 보는 일을 규칙적으로 하고 있고, 일을 마치고 난 저녁이면 태극권 수련과 색소폰 수업에 참여한다. 2주에 한 번씩 풋살 운동을 한다. 자기 전에는 자주 책을 읽는다. 가끔씩 독서모임도 하고 있다. 아내는 내가 좀 과하게 활동한다고 지적할 때가 있다. 피곤하게 살고 있다는 것을 아는데도 멈추질 못하고 있다.

한의서에 나오는 생활의 규칙은 자연스럽다. 음식을 먹는 것에도 절도가 있으며, 생활에서도 쓸데없는 욕심이나 생각이 없어 떳떳하게 살아간다. 뜻이 한가롭고 마음이 편안하여 두려울 것이 없고, 몸을 수고롭게 하여도 피곤하지는 않게 한다. 눈과 귀를 헛된 곳에 관심 두지 않고 자기에게 맞는 바를 행할 뿐 남과 비교하지 않는다.

　하루 중에는 아침에 기운이 생(生)하고 낮에는 기운이 융성하니 활동을 하고, 해가 지면 기운을 거두게 되므로 사람도 활동을 삼가서 근육을 함부로 쓰지 않고 안개와 이슬을 맞지 않도록 해야 건강하게 지낼 수 있다고 했다.

　사계절에도 생활의 규칙이 있다. 봄에는 겨울에 단단하게 묶었던 머리와 의복을 느슨하게 하고, 천천히 뜰을 걷는다. 상을 주되 벌을 내리지 않고, 그리고 남에게 잘 줄 뿐 뺏으려 하지 않는다. 여름에는 해를 풍부히 받아서 땀을 내도록 활동을 열심히 하면서 화내는 일 없이 관대하게 지내야 한다. 가을에는 안으로 기운을 모아야 하므로 평안한 마음을 가져야 하고 바깥 활동을 줄여나가야 한다. 겨울에는 해를 받으려 노력해야 하고 땀을 내어서는 안 된다. 뿌리에 기운이 모여 있듯이 내면을 굳게 다져야 한다.

　봄에 무리하게 활동을 하거나 찬 기운에 상하면 여름에 설사병이 나게 되고, 여름에 더운데 관리를 못 하면 가을에 학질병에 걸리게 되고, 가을에 습기에 상하게 되면 겨울에 해수병이 생기고, 그리고 겨울에 찬 기운에 상하면 봄에 전염병에 걸리기 쉽다고 하였다. 그 계절에 맞게 활동하지 못하면 다음 계절에 병이 오는 경우가 많다.

머리는 하늘과 같이 맑고 깨끗해야 하고 다리는 땅과 같이 안정되어 있어야 한다. 오장은 사람과의 관계가 원활하듯이 잘 통해야 완전한 삶이다.

이상이 한의학 원전에 나오는 건강한 삶을 위한 가르침이다. 내용을 보면 하나도 이상할 것 없는데 막상 따라하기란 쉽지 않다. 규칙이 있지만 그 규칙이란 자연스러움 자체이다. 자연스럽게 살라는 것이다. 현대인은 먹고 사는 일을 하다 보면 생활에도 여러 제약을 받는다. 살아남아야 규칙도 의미가 있어서 그렇다고 생각한다. 나도 더 배우려는 욕심에 늘 바쁘다.

타고난 체질에 따라 건강도 다르니 생활의 규칙에도 딱 하나의 정도가 있는 것은 아닐 것이다. 자연과 맞추어 살아가는 삶이 좋다는 것인데 아무래도 도시보다는 농촌이 더 나을 것 같다. 자연 생태계를 지키려는 운동이 일어나고 있으니 한의학적 사고, 한의학적인 생활규칙의 아름다움도 세상이 알아주는 날이 오리라 기대해 본다.

음식은 삼가 고르게 먹어야 한다

　　방송의 영향력은 대단하여 어떤 음식이나 약재가 건강에 좋다고 하면 그 음식과 약재에 관심이 쏟아진다. 여러 사람이 갑자기 우슬과 닭발에 관해 묻는다거나 골쇄보를 물어서 왜 이러나 하면 방송에 나온 탓이다. 커피가 몸에 좋은지 해로운지 여전히 의견이 분분하다. 적당한 양은 몇 잔인지 늘 궁금해한다. 술도 마찬가지이다. 먹고사는 형편이 좋아지고 세계의 음식 유통이 빠르고 넓어지면서 음식에 관한 지식과 정보가 엄청나다. 여행도 맛집을 찾아다니는 것이 대세가 되었다. 맛있는 음식을 먹으면 행복해지기 때문이다. 한의사 중에는 체질을 감별하여 음식을 가려서 먹으라고 지도하는 경우도 많다. 사상의학이니 팔체질이니 하면서 먹는 것을 골라주고 있다.

　　인류가 오랫동안 식량 부족으로 굶어죽는 사람이 많았지만 현대에는 굶어죽는 이보다 영양과다로 비만해져서 당뇨, 고혈압, 고지혈증, 심장질환 등으로 사망하는 사람이 많아졌다. 역설적으로 현대의 부자들은 건강을 위하여 고대인들이 먹었던 유기농 채소 위주의 식사를 한다고 한다.

음식은 건강에 미치는 영향이 크다. 질병의 원인을 크게 나누면 바깥 공기에 상하는 것, 활동과 음식에 상하는 것, 그리고 감정에 상하는 것이 있다. 물론 사고로 병이 생기는 경우도 있지만 그것은 예외적인 경우라 제외하면 위의 세 가지가 병인(病因)이다. 외감(外感), 내상(內傷), 칠정(七情)이 질병의 원인 전부이다. 병인은 간단한 듯하나 병의 과정은 복잡하여 병리는 참으로 다양하게 나타난다. 수천수만 가지 병이 있고 그에 따른 병리가 있다.

나는 《내경》 소문학을 공부하는 한의사이기 때문에 내경에 나오는 내용을 가지고 진료를 하고 세상을 이해한다. 장이 약한 사람이 과식을 하면 근맥이 늘어져 치질이 온다고 하였고, 술을 많이 먹으면 기운이 위로 많이 떠서 찌꺼기가 많이 생기고 아래로는 설사를 하게 된다고 하였다. 사람의 몸은 음식으로 살아가지만 음식 때문에 상하게도 된다고 하였다.

한의학은 오행(五行, 곧 목화토금수 木火土金水)으로 자연을 설명한다. 오행이 가진 무형의 성능을 가지고 우주 자연의 생성과 운행을 이야기한다. 목(木)은 간(肝)으로 신맛이 들어가고, 화(火)는 심(心)으로 쓴맛이 들어가고, 토(土)는 비(脾)로 단맛이 들어가고, 금(金)은 폐(肺)로 매운맛이 들어가고 그리고 수(水)는 신(腎)으로 짠맛이 들어가서 각각의 기능을 발휘하게 한다. 오장 각각의 성능을 보완하고 유지하기 위해서 오미가 필요한 곳으로 가는 것이다.

　오미가 각 장부에 도움이 되지만 지나치면 오히려 건강을 상하게 한다. 신맛이 간으로 가서 단단하게 해주지만 지나치면 간의 기운이 유통이 덜 되고 그래서 비위의 활동도 약해지게 한다. 짠맛이 지나치면 심(心)과 신(腎)의 교통이 순조롭지 못하여 척추뼈들이 약해지고 심기가 억압을 받게 된다. 단맛이 지나치면 비위가 활동력이 떨어져 숨이 가빠지게 되거나 비염이나 기침이 일어나게 하고 신장 기능도 허약해지게 한다. 쓴맛이 지나치면 비위의 조직이 부드럽지 못하게 된다. 매운맛이 지나치면 근맥이 막히고 늘어지고 정신도 약해지게 된다.

　오미를 과하지도 부족하지도 않으면서 고르게 먹는다면 뼈가 바르게 되고, 근육이 부드러워지고, 기혈이 순조롭게 흘러가게 하고 그리고 피부가 단단하여 바깥 사기(邪氣)를 막아준다고 하였다. 그러다 보면 수명이 아주 길어진다고《내경》에서 말했다.

　《내경》에서도 곡식, 고기, 과일과 나물 등도 각각 오장에 더 유리한 것이 있다고 하였다. 멥쌀, 쇠고기, 대추와 아욱 등은 단맛이 있어 간(肝)에 좋다. 팥, 개고기, 오얏과 부추는 신맛이 있어 심(心)에 좋다. 보리, 양고기, 살구와 산마늘은 쓴맛이 있어 폐(肺)에 좋다. 콩, 돼지고기, 밤과 미역은 짠맛이 있어서 비위(脾胃)에 좋다. 기장, 닭고기, 복숭아와 파는 매운맛이 있어서 신장에 좋다. 음식을 고르게 먹어야 기운을 보충하고 정미로운 영양을 더해준다고 하였다. 그러니 오장에 병이 들었을 때는 거기에 맞게 음식을 섭취해 먹으면 더 좋다.

근래에는 자연이 정상적으로 운행되지 못해서 동식물이 제대로 자라지 못하니 음식의 맛이나 약재의 효능이나 다 전만 같지 못하다고 무위당 선생님이 말씀하셨다.

《내경》에서는 오미를 고르게 섭취하라고 하지 어떤 음식을 피하라고는 하지 않았다. 요즘은 너무 음식을 가지고 선악을 나누고 있다는 생각이 든다. 자연이 준 음식에 감사하게 여기고, 지나친 것을 주의하고 적당하게 고루고루 섭취하는 것이 좋다.

여름철 보양 처방과 음식

우리 속담에 '여름 감기는 개도 안 걸린다.'는 말이 있듯이 날씨가 따뜻한 여름에는 감기 환자가 적어지고 통증 환자도 준다. 전에는 땀 흘리는 여름에 보약을 먹으면 땀으로 다 나가 효과가 없다는 설도 있어서 한의원을 찾는 사람이 적었다. 그러나 요즘은 여름에도 냉방이 잘 돼서 그런지 여름 감기 환자도 늘고, 경제적 여유 덕인지 더위에 기운이 떨어지고 입맛이 없는 사람들이 심심치 않게 보약을 찾는다.

한의학 원전인 《황제내경》에 의하면 "여름은 천지의 기운이 활발히 교류하여서 만물이 꽃을 피우고 열매를 맺는다. 늦게 자고 일찍 일어나고, 햇빛을 충분히 받는다. 마음에 화를 내지 않도록 하고, 꽃과 꽃부리를 수려하게 한다. 온몸의 기운이 활발하게 돌아가게 하고, 사랑하기를 밖에 있는 것처럼 하라."고 했다. 안으로 기운을 감추어서는 안 되고, 바깥으로 펴야 한다는 말이다. 여름은 사계절 중에 활동력이 가장 왕성한 시기이기 때문이다. 이때에는 우리 체내에 있는 오장육부(五

臟六腑) 피혈육근골(皮血肉筋骨)도 다 기운이 펴져야 한다. 내 생기가 완전히 통해야 하고 조직도 제일 많이 열려야 한다. 그래서 피부로 배설되는 것도 많아진다. 활동을 많이 하므로 좋은 것도 많이 생기고 찌꺼기도 많이 생겨난다.

그런데 병이 생기면 찌꺼기도 많이 고일 것이고 영양분이 잘 흡수되지 않아 청탁(淸濁)이 뒤섞이고 결국 혼탁하게 된다. 여름 병을 치료하는 처방에는 찌꺼기를 빼주는 게 중요하므로 택사 같은 약을 쓰고 창출 등을 써서 찌꺼기를 흔들어 주어야 한다.

여름철에 사지가 노곤하고 집중력이 떨어지고, 말하는 것도 귀찮고, 몸에 열이 나고 번갈(煩渴), 곧 가슴이 답답하고 열이 나며 목이 마른 증세가 생기고, 소변 색이 노라면서 자주 보고, 대변이 묽으면서 자주 보고, 설사와 이질이 있고, 입맛이 없고, 숨이 차고 땀이 많이 나는 증세가 있으면, 청서익기탕(淸暑益氣湯)을 쓰게 된다. 이 처방은 꼭 여름 병에만 쓰는 것은 아니고 여성들이 기운이 없고 신경질적일 때에 써도 좋다. 생기가 안에 갇히어 나가지 못하고 후덥지근하게 되니 습열(濕熱)이 훈증해서 생기는 증세에 좋다.

비위가 막힌 것을 통하게 해주고 찌꺼기를 아래로 빼내고 염증은 달래주기 때문에 여름철 서병(暑病)에 효과를 내게 한다. 황기와 인삼으로 기운을 보해주고 당귀로 부족한 영양을 더해주고, 비위 기운의 소통을 위해서 백출과 진피, 청피를 쓰고, 소화를 돕는 약으로 신곡을 쓴다. 습기를 흔들어 주는 약으로 창출을 넣고, 찌꺼기를 빼주기 위해서 택사를 쓴다. 승마와 갈근은 위열을 식혀주고, 맥문동, 오미자로 폐열(肺熱)을 달래주고, 감초로 중화시켜 준다. 청서익기탕은 조직이 닫힌 경우에 응용하는 처방이며, 여름철에 조직이 너무 열려 있을 때는 생맥산(生脈散) 처방을 쓰게 된다. 심(心) 자체에 열이 있어 폐에 영향을 준 것으로, 옛 책에는 화극금(火克金), 곧 화기가 금기를 이겨 폐나 피부에 영향을 받는 것이라고 설명하였다. 생맥산에 넣는 약재가 여럿인데, 맥문동은 심폐의 열을 진정시켜 주는 데 효과가 있고, 오미자는 땀을 너무 많이 흘려 떨어진 기운을 수렴해 준다. 늘어진 사람에게는 기운을 돕고자 인삼을 쓴다.

태릉선수촌에서도 운동선수들에게 생맥산을 사용한 적이 있다. 여름철에 많이 먹는 이온음료 대신에 생맥산을 마시는 것이 여름철 건강에 도움이 된다. 생맥산만 달이면 먹기가 불편한 경우, 과즙과 꿀을 좀 넣으면 맛도 좋다. 여름 삼복에 많이 먹는 삼계탕도 좋다. 지친 기운을 인삼으로 돕고 땀으로 빠진 영양을 닭백숙으로 보충해 주기 때문이다. 닭은 소나 돼지보다 활동성이 좋고 지방이 적다. 닭고기를 푹 달이면 소화에 부담을 주지 않는 데다 인삼이 소화를 도와서 탈이 나지 않는다.

여름은 여름대로 양생법이 있다. 적당히 활동해 주어서 몸 안에 쌓인 찌꺼기들을 빼내야 가을에 해수병이 생기지 않는다. 지나친 냉방을 피하는 게 좋고 과한 노동과 운동도 피해야 한다. 무엇보다 세상과 타인에 대해 좀 더 관대한 마음을 가지는 게 좋다.

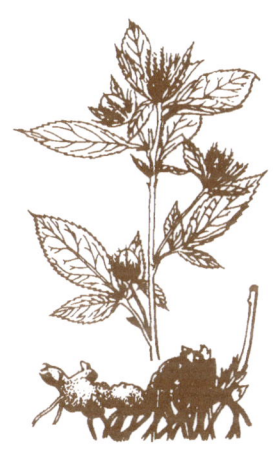

삽주(백출, 창출)

옆구리가 아픈 병, 협통증(脇痛證)

시절에 따라 질병의 유형도 달라지는 것은 당연한 일일 것이다. 예전에는 옆구리가 아픈 병이 지금처럼 많지는 않았다. 요즘은 우리나라에서 골프가 성인남녀의 취미가 되고 보니 옆구리에 통증이 있는 환자가 많아졌다. 골프라는 운동이 편안한 자세로 치는 것이 아니라 몸을 비틀었다가 풀어주면서 공을 쳐서 그런지 옆구리에 무리가 많이 가는 것 같다. 다른 부위 골절이나 인대 질환이라면 깁스를 하지만, 갈비뼈의 골절은 무리하지 않고 쉬는 것 말고는 방법이 없어 그저 통증을 견뎌야 하니 더욱 고통이 심하다. 기침이라도 나오면 기절할 정도로 아프다. 밤이 오는 것이 두렵고, 사람과 닿는 것도 끔찍하다.

이렇게 과한 운동으로 인해서 오는 옆구리 통증도 있지만, 연로하신 분들에게는 특별한 이유 없이 옆구리가 아픈 경우도 많이 있다. 억울한 일을 억지로 참아서 오는 협통도 간혹 있는 편이다. 담석증이나 신장병, 늑막염 같은 질환에도 협통이 나타나게 된다. 한의학에서 옆구리로 흐르는 경락은 간(肝)과 담(膽, 쓸개)을 주관한다고 설명한다. 경락(經絡)이란 우리 몸의 생기가 드나들고 다니고 하는 통로, 길을 말한다. 옆구리가 아픈 모든 병은 간 경락에 속한다. 한방에서 말하는 간 경락은 생기가 상하좌우, 상중하에 다니는 길이니, 신경, 혈관, 근육, 인대를 모두 포함하고 있다.

협통은, 차가운 기운을 맞아서 피가 활동이 안 되어 만들어진 어혈(瘀血)이라고 본다. 타박에 의해 어혈이 된 것도 있지만 차가우므로 어혈이 된 경우가 더 많다. 차가우면 피가 활동이 잘 안 되니 어혈이 생기는데 그러면 작은 혈관부터 활동력이 떨어지게 된다. 호흡을 하거나 움직이면 세관(細管) 경맥이 다 같이 활동을 해야 하는데 세관이 활동을 못하니 아프게 되는 것이다.

차가운 것을 따뜻하게 해주면 혈(血)은 저절로 통하게 된다. 이럴 때 필요한 약이 사삼이다. 협통은 낮보다는 밤으로 더 잘 아프다. 낮으로는 혈이 동맥으로 활동을 더 많이 하고 밤이면 정맥으로 돌아 들어가서 간으로 들어가게 된다. 그러므로 어혈이 간으로 들어가는 밤에 협통이 심하게 된다. 성질이 급한 사람이 마음대로 되질 않으면 협통이 올 수가 있다. 승달(升達)이란 기운이 위로 쭉쭉 올라가고 퍼지는 기상인데, 이것이 과하면 화(火)의 염상(炎上)에 영향이 가서 화가 내려가는 것을 방해하니 울기가 생기고 비위에 영향을 주어 습기가 너무 올라가게 된다. 그러면 습열이 생기게 된다. 이러한 병리 과정을 간담노화(肝膽怒

火)라고 한다. 간의 승달을 심의 염상이 안 받아주는 것이다. 간에 울기가 있을 때는 비위에 습기가 있고 심기(心氣, 심의 기운)가 아래로 내려가지 않으니 신기(腎氣)는 따뜻한 기운을 받지 못하게 된다. 그러니 심신(心腎)을 봐주고 비위의 습열도 봐줘야 한다. 비위는 소화기 전체를 말한다.

협통은 차가운 기운이 문제이기 때문에 예전에는 기왓장을 데워서 수건에 싸 가지고 아픈 곳에 대서 통증을 진정시키기도 했다. 늑막염에는 기체(氣滯, 기가 체함)를 풀어주는 약으로 수삼(말리지 않은 인삼)을 쓰고 해독시키는 약으로 꿀을 써서 치료했다. 협통에는 간의 울기를 풀어주는 향부자, 천궁, 사삼을 쓰고, 간 경락을 소통시켜 주는 계지와, 비위의 습기를 통하게 해주고 줄여주기 위해서 진피, 복령, 창출, 지실을 더한다. 기운이 약한 사람에게는 인삼을 쓰고 차가운 기운을 없애기 위해서 부자나 건강을 꼭 넣어줘야 한다. 강황이나 대복피는 기운을 내려주기 때문에 적당한 양을 쓰면 통증을 다스리는 데 많은 도움이 된다. 심기를 보살펴주어 마음이 평온하게 해주는 약으로는 복신이나 맥문동이 있다. 기체를 통하게 해주기 위해서 청피나 지각도 사용한다.

옆구리가 아프다고 얼음찜질을 하는 것보다는 따뜻한 찜질을 해주는 게 몸에 더 좋다. 요즘 스트레스를 많이 받는 부인들도 옆구리가 많이 결리는 것 같다. 적당한 운동과 수다가 필요하다. 간기(肝氣)는 쭉쭉 뻗어나가는 것을 좋아하고 따뜻한 기운을 받아야 하기 때문이다. 성질

급한 우리나라 사람들은 옆구리가 많이 아플 만하다. 여유로운 마음과 따뜻한 배려가 있는 사회라면 협통이 적을 것 같다.

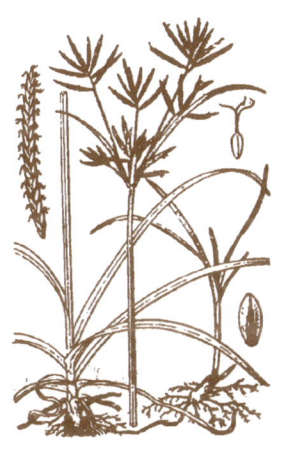

향부자

술 먹고 생기는 병, 주상증(酒傷症)

인류의 역사에 술이 없었으면 다툴 일도 적고 병도 줄었을 것이다. 고대 그리스 시대의 디오니소스 신의 축제가 너무 문란하여서 비극을 공연하여 진정시켰다는 이야기도 있다. 두주불사의 낭만시인 이태백은 대단한 술 예찬론자였다. 술을 지고는 못 가도 먹고는 가는 사람이었을 것이다. 공자는 술을 마시되 정신을 어지럽힐 정도로 마셔서는 안 된다고 하였다. 한국의 술 소비량이 세계 1위인 적이 있을 정도로 우리나라 사람들도 술을 잘 마신다. 〈술 권하는 사회〉라는 현진건의 소설이 있을 정도이다.

술은 대인(對人) 음식이라고도 한다. 다른 사람과 친하게 지내는 데 술만큼 좋은 것이 없을 것이다. 술의 덕도 많이 있지만 폐해는 훨씬 많다. 사람이 술 때문에 인생을 망친 경우를 주변에서나 기사를 통해서 많이 볼 수 있다. 모든 것이 적당하면 좋은데 술은 절제하기 어려운 음식이라 탈이 많은 것 같다. '담은 커야 하고 마음은 조심하는 게 좋다[膽

欲大 心欲小]'는 말이 있다. 담은 감정을 잘 조절하니 담이 클수록 판단력이 정확해지고, 마음은 열이 많으니 항상 조심해야 한다는 뜻에서 작아야 좋다고 하였다.

그런데 술은 흥분제여서 술이 취하면 담은 작아지고 마음은 넘쳐 실수를 하기가 쉽다. 옛 책에도 '술은 본래 혈맥을 잘 통하게 해주고 근심을 줄여주고 흥은 더해주면서 적게 마시면 정신을 굳세게 해주지만 많이 마시면 명을 줄이게 된다[酒通血脈 消愁遣興 少飲壯神 多則損命]'고 하였다.

술을 먹으면 제일 먼저 위에 들어가고 다음에 혈관을 따라 흡수된다. 혈관에 들어가 피가 혼탁해지면 간에 따라 들어가서 간 조직에 탈을 낸다. 술이 위에 들어가 활동하면 찌꺼기들이 다 일어나는데, 위가 튼튼한 사람은 다 소화시켜서 별 탈이 없지만, 위가 약한 사람은 위벽에 찌꺼기가 응결되어 염증이 생기고 염증이 심해지면 세관이 터져 부패하게 된다. 술을 먹게 되면 우리 몸의 진액 있는 곳은 어디든지 구정물이 일어나서 이 구정물 일어난 상태로 몸 곳곳을 출입하게 된다. 낮으로는 그런대로 활동하다가, 피 속에서 일어난 찌꺼기들이 밤이 되면 간으로 들어간다. 간에서 찌꺼기를 다 거르지 못하면, 뻑뻑한 피가 간 조직에서 응결되어 염증을 만들고 그게 오래되면 간경화가 된다.

술 먹고 병이 났을 때에 위에만 문제가 있는지 간에도 문제가 있는지를 구별하여 치료하여야 한다. 위에 병이 있을 때에는 발산과 이수도

(利水道, 소변을 시원하게 보게 함)를 시키면서 영위소통(營衛疏通, 안과 밖의 소통)을 시켜주면 된다. 약재로는 창출, 복령, 진피, 갈근, 택사 등이 있다. 간에 병이 있다면 피를 맑게 해주어야 한다. 피를 맑게 해주려면 간신(肝腎)의 기능을 살펴줘야 한다. 간에 염증이 있을 때에는 사삼이나 단삼, 복령을 쓴다.

보통의 술병에는 양강, 미삼, 복령, 초두구, 백편두를 써서 영위소통도 도와주고 염증도 보고 열독도 풀어주면 된다. 숙취에는 북어에 콩나물과 무를 넣고 푹 끓여 먹는 것이 가장 무난하다. 물고기는 육류보다 성질이 담백하고 서늘해서 술로 인한 염증을 달래준다. 특히 북어는 더욱 담백하며 집에 준비해 두기도 쉽다. 콩나물과 무는 해독을 잘하는 음식이다. 잘 붓는 사람은 팥이나 호박을 달여 먹는 것도 도움이 된다. 숙취 상태에서 찬물을 마시는 것은 좋지 않은 방법이다. 술로 인해서 혼탁해진 피를 어리게 하여 위나 간에 염증을 만들기 쉽기 때문이다. 피가 맑지 않고 끈적거리게 되는 것을 어린다고 하는데, 이게 심해지면 고지혈증이나 지방간의 상태이다.

술 마신 다음날 운동으로 땀을 빼주는 것도 발산과 이수도의 효과가 있다. 다만 자기 체력에 맞게 운동을 해야 한다. 프랑스에서는 술은 적게 마시고 이야기는 오래 하는 음주 문화를 가지고 있다고 한다. 성질 급한 우리나라 사람들은 술도 빨리 마신다. 체력이 좋은 사람은 견디겠지만 체력이 약한 사람에게는 무리일 수밖에 없다. 간혹 대학교 신입생 환영회에서 과하게 마신 술 때문에 명을 달리한 이도 있었다. 점잖게 술을 마시면 다툴 일도 적어지고 인간관계도 성숙해질 것이라 본다. 우리 사회도 술을 즐기는 문화가 필요하다.

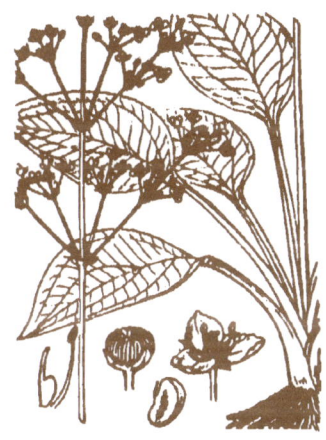

택사

품위 손상의 주범, 비듬

사회생활에서 첫인상은 상당히 중요하다. 최근의 한 보고서에 의하면 첫인상으로 판단하는 것이 오류를 범하는 일도 많다고 하지만 우리네 일반인들은 역시 첫인상이 좋은 사람을 선호한다. 멋지게 차린 신사숙녀와 첫 대면을 하고 돌아서려다가 순간 어깨에 떨어진 비듬을 발견한다면? 좋은 이미지를 가질 수는 없을 것이다. 비듬이 보이면 뭔가 비위생적이라는 느낌이 든다. 비듬이 위생 문제로 생기는 경우도 있겠지만 요즘에는 신경의 초조증 때문에 오는 경우가 더 많다.

한의학에서 비듬은 머리 피부에 하얀 가루가 줄줄 흐른다고 하여 두피백설(頭皮白屑)이라고 한다. 비듬이 생기는 이유는 폐의 열이 위로 올라가서 그렇다. 폐는 언제든지 생기를 펼치면서 청정해야 하고 또 피부에 영향을 준다. 사람들이 초조해지면 열이 자꾸 위로 올라간다. 이 일이 오래되면 소화기능이 떨어지게 된다. 열이 오르면서 훈훈한 기운이 위로 올라가서 머리(피부)에 진땀이 난다. 이 진땀이 찬 바깥 공기하고 어울려서 피부 호흡이 잘 안 되니 진땀이 마르면서 비듬이 만들어지는 것이다. 반드시 폐의 열을 내려주고 초조증이 심한지 위습열(胃濕熱)이 있는지를 구별해서 처방전을 마련해야 한다.

풍한습(風寒濕)으로 온몸의 피부가 호흡이 원활하지 않아, 기운이 올라가서 호흡을 애써서 하게 되면, 바깥공기와 내 땀이 응축되어서 피부가 죽는다. 이렇게 생긴 비듬에는 소풍산(消風散)이라는 처방을 쓴다. 음식을 조절하지 않아 습기가 차서 모든 소통이 원활하지 못하고 보니 기운이 위로 올라가서 비듬이 발생한 사람은 좀 다르다. 열이 뜨니 얼굴빛이 누렇고 불그레하면서 염증이 있게 된다. 이 경우에는 중초의 습기를 줄여주는 약인 창출, 복령, 진피, 건강, 사인, 초과를 써주면서, 폐열(肺熱, 폐의 염증)을 내려주는 황금을 넣고, 생기를 도와주는 인삼과 육계를 더하고, 공규(空竅, 눈, 코, 입, 귀, 생식기, 항문)의 소통을 위해 석창포와 백지를 쓴다. 열을 내려주는 현삼과 기운을 내려주는 대복피도 도움이 된다.

마음에 초조증이 있으면 반드시 간에 영향을 미쳐 염증이 생기게 된다. 발산이 안 되니 가운이 쭉쭉 올라가지 못한다. 심폐가 조울(躁鬱, 초조하고 우울함)하게 되면 간에도 울기가 쌓이게 된다. 이런 사람은 심폐의 초조증을 달래주는 백자인과 맥문동을 쓰면서 조직의 약한 습기를 없애기 위해서 하수오, 복령, 창출을 써주고, 두피의 건조함을 진정하기 위해서 육종용을 쓴다. 승달(升達, 기운이 위로 쭉쭉 올라가고 퍼지는 기상)

을 돕기 위해 당귀와 천궁을 넣고, 열을 내려주기 위해서 현삼과 황금을 쓴다. 생기를 돕기 위해 인삼과 육계를 더한다. 예전에 비듬의 특별한 치료제품이 없을 때에는 아이들 소변을 받아서 그 물로 머리를 감기도 했다. 아이들 소변에도 열을 내려주는 효과가 있고 공규를 통해 주는 기능도 있어 치료에 도움이 되었다.

비듬의 치료를 위해서는 더 근원적인 생명력을 보아야 한다. 이렇게 생기를 보아가며, 곧 생명력을 위주로 관찰하면서 반응 양상에 따라 처방을 하면 굳이 아이 오줌까지 쓰지 않아도 치료율이 높은 편이다.

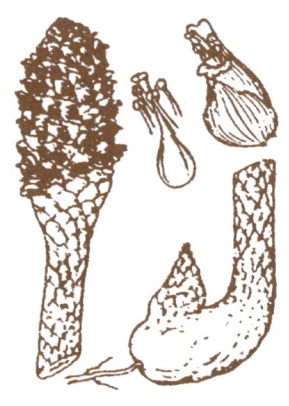

육종용

잠 못 이루는 밤, 불면증

요즘같이 경기불황일 때는 사는 일이 쉽지 않아 잠이 오지 않는 경우가 많다. 병은 오장육부(五臟六腑)나 피혈육근골(皮血肉筋骨)에 오는 것이 다인 것 같지만 복잡한 현대인에게는 그렇지 않다. 정신에 탈이 나는 경우가 너무나 많기 때문이다. 우울증을 문명병이라고 표현하기도 하니 말이다. 몸에 별 이상은 없는데도 다만 잠이 오질 않아 고통받는 분들이 의외로 많다. 불면의 고통을 겪어본 분들은 안다, 얼마나 끔찍한지를. 잠을 자려고 하면 할수록 더욱 또렷해지는 정신은 정말 어떻게 할 수가 없다. 책을 읽어 보거나 텔레비전을 보거나 자수를 뜨거나 몸을 뒤척여 보거나 조용한 음악을 들어 보거나 족욕을 해본다. 많은 방법을 동원하게 된다. 그렇게 뒤척이다 보면 어느새 날이 밝아 온다. 허무한 밤이다.

우리네 보통의 삶은 낮에는 기운이 주로 바깥에 있으므로 잠이 오지 않지만, 밤에는 생기가 수렴하므로 잠에 든다. 겨울에 기운을 간직하기 위하여 활동을 자제하다가 때를 기다려 봄이 되면 기운을 펼치는 것과 같이, 밤에 잠을 자다가 새벽에 깰 때 기운이 살아나게 된다. 밤에 잠을 잘 때도 기운은 안으로 수렴이 되어 있으나 숨을 쉬고 코를 고는 등 기운이 출입하여 활동은 하지만 낮에 활동하던 것처럼 먼 바깥까지는 출입이 안 된다.

잠을 잘 때 꿈을 많이 꾸는 사람은 갈망하는 일이 있거나 초조한 일이 있다. 꿈을 많이 꾸는 사람들은 머리가 맑지 않고 잠을 자도 잔 것 같지 않다고 한다. 그 이유는 기운이 약함에도 불구하고 자꾸 조바심을 내고 초조증을 내다 보니 습기가 생기게 되는 것이다. 우리가 잠을 자는 시간에는 반드시 모든 것을 다 얻은 듯이 편안하게 기운과 마음을 거두어야 하는데, 그렇지 않고 불만과 욕심으로 내 기운이 활동을 해서 자꾸 싸대면 그러는 중에 찌꺼기가 만들어진다. 기운이 있는 사람 같으면 기운을 순조롭게 돌려주므로 그 찌꺼기라는 것이 별 문제를 일으키지 않지만, 기운이 부족한 사람은 생겨난 찌꺼기들을 어리게 만든다. 그런 찌꺼기들이 머리로 올라가서 거기에 어리게 되면 머리가 맑지 않고 멍하게 된다. 꿈이라는 것이 초조불안에서 나오는 것이니 잘 안정되어 있다면 꿈이 적을 것이다.

그러나 정말로 꿈을 안 꾸는 사람들은 정신이 없으니 부리고 안 부리고 할 것이 없는 것이다. 정신을 부려야 하는데 그저 멍청하게 있어서 꿈도 없는 것이다. 예전의 도인들은 정신을 온전히 하여 망상에 흔들리지 않으니 꿈이 없었다고 하는데 지금도 이런 분이 있을지 잘 모르겠다.

밤이 되면 생기가 수렴이 되어 안으로 들어간다. 그러면 눈에 기운이 덜 가니 활동이 덜 되어 눈이 감기고 잠이 오는 것이다. 내 기운이 수렴이 될 때 우리 몸이 평안하다면 아무 문제가 없을 텐데 평안하지 못한 면이 있다면 수렴이 되지를 않아 잠이 오지 않게 된다. 그래서 석곡 이규준 선생은 불면은 양산재외(陽散在外)라고 했다. 불면은 활동하던 양기가 안으로 못 들어가든가 몸이 안 받아주든가 해서 바깥에 있는 것이라는 말이다. 그러면 꿈도 많아진다. 담으로 막혀 있든지 마음에 허열이 있든지 간에 양기가 안으로 들어가 수렴이 되면 잠이 오게 되어 있다. 양기가 안으로 수렴만 잘 되면 잠이 잘 온다. 양이 안으로 들어가 있고 바깥으로 나가지 않으면 하루종일이라도 계속 잔다. 큰 병을 앓거나 다치거나 해서 며칠씩 혼수상태에 있거나 잠을 자는 것은 다 양이 안으로 들어가서 바깥활동을 안 하는 것이다. 그러다가 영 활동을 안 하면 죽는 것이다.

우리는 밤과 낮에 맞추어 그리고 절기에 맞추어 일어나고 자야 한다. 아침에서 밤이 되는 것이 눈에 보이지 않게 움직이고 활동을 하듯이 우리 생기도 거기에 맞게 활동을 해야 건강을 유지할 수 있다. 요즘의 불면증 환자들은 심폐맥이 없다. 맥을 짚었을 때 심(心)의 맥과 폐(肺)의 맥이 잡히지 않는다는 말이다. 심과 폐는 우리 몸의 순환계로서 건강해야 하는데 환자분들이 이러하다는 것은 많이 지쳐 있다는 뜻이다. 전부터 내려온 처방에 반하탕(半夏湯)이 있는데 기운이 상승할 때 담도를 따라 올라가는 것을 다스리는 처방이다. 그런데 이 반하탕을 쓰려면 심폐맥이 정상보다 더 강해야 한다. 예전의 불면증 환자는 심폐맥이 있었다. 기운이 있어 싸대는 맛이 있으니 심폐맥이 뜨면서 얼굴도 붉고 열도 약간 있게 된다. 그때는 반하를 쓰면 선 채로도 잠을 잘 수 있다. 그런데 세상이 변해서 요즘 사람들에게는 반하를 쓰기 어렵다. 예전 처방들은 불면증에 어쨌든 수렴을 시키려고 애를 썼다. 반하나 황련 등을 써서 뜬 기운을 내려주려고 했는데, 요즘 사람들처럼 생기가 약하여 활동이 안 되니, 기운을 내려주기만 해서는 불면증을 치료할 수가 없다. 정기신(精氣神)의 문제이기 때문에 산조인 등으로 수렴만 시켜서도 안 된다. 정기신이란 생명력을 뜻하는 말로, 정미로운 물질과 기운과 신경이 다 어우러져서 활동하는 것을 가리키는 한의학의 중요한 개념이다.

음양 조화(陰陽調和)의 이치이기도 하다. 음양이 사귀어야 잠이 오지 안 사귀면 잠이 오질 않는다. 양이야 어찌되었든지 간에 놔두고 그저 수렴만 시키려 해서는 안 된다. 양을 활동을 시켜주면서 음을 약간 수렴시켜 주어야 한다. 잠이 잘 안 올 때에 술을 한 잔씩 하면 잠이 잘 온다는 이들이 있다. 맥주 같은 약한 술보다는 독한 술을 마시면 잠이 잘 온다고 한다. 술로 수면의 도움을 받는 것처럼 보이지만 이런 수면은 질이 안 좋으니, 더 나은 좋은 해결책을 찾아야 한다.

사려함이 지나치고 초조하고 수분이 부족한 것이니 이를 개선해주어야 한다. 청윤(淸潤, 맑고 윤택함)하게 해주면서 중초(中焦, 비위의 기능 상태)를 소통시켜 주어야 한다. 또한 생기가 약하니 기운을 도와주어야 하는데 그렇게 하면서도 수렴하는 약도 조금 써야 한다. 인삼이나 계지로 생기를 활동시켜 주고 당귀, 작약, 맥문동 같은 것을 넣어주면 효과가 있다. 심기가 허번(虛煩)한 경우가 있다. 허약해져서 기운이 억지로 활동하는 상태로 답답한 상태이다. 이때는 산조인이나 오미자를 넣으면 된다. 무조건 수렴시키면 안 되고 활동을 시킨 다음 수렴을 해주어야 한다.

노인들이 잠이 적은 이유는 노인이 되면 영양이 줄어들고 적어지므로 기운도 없어지는 것이다. 60살이 넘어서도 그전처럼 활동하는 분도 있는데, 기운이 있어서라기보다는 습관이 있어서 그러는 것이다. 노인이 되면 우리 몸의 활동력이 떨어지게 마련이고 그게 자연스러운데, 전처럼 활동하려고 든다. 노인들 양기는 전부 입에 있다는 말이 있는데 예전 습관이 남아는 있고 활동력은 떨어지고, 그러다 보면 기운이 머리로 올라가고 입으로만 모이다 보니 그런 말이 나오는 것이다. 노인이 되면 잔소리가 많아지고 걱정이 많아지는 것이 다 이런 까닭이다. 양기가 있어서라고 볼 수 없다. 실은 음양이 모두 허한 것이다.

일상에서 따뜻한 물을 조금씩 천천히 자주 마시면 도움이 된다. 햇볕 쪼이는 일도 좋다. 산책을 날마다 해 보는 것도 추천한다. 걸으면서 오장을 비롯 온몸을 잘 활동시켜 주는 게 반드시 필요하다. 나이 들어갈수록 비우고 가벼워지는 게 건강의 비결이다.

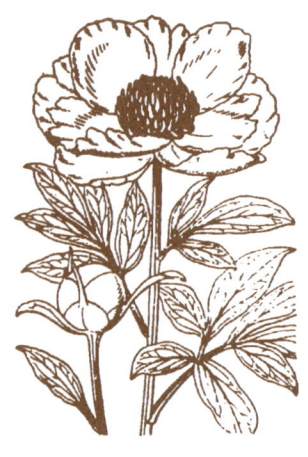

작약

가슴이 두근거리는 병, 경계정충(驚悸怔忡)

우리들 삶에 놀랄 일이 많다. 누구나 가슴이 두근거린 적이 있을 것이다. 충격적인 뉴스를 보고도 놀라지 않는다면 이것도 슬픈 일이다. 자고 나면 또 무슨 일이나 일어나지 않았는지 눈뜨자마자 걱정을 하게 된다. 마음이 편안해야 건강하게 오래 살 수 있는데 그렇게 살기는 힘든 세상 같다. 청춘남녀가 사랑을 할 때의 두근거림은 아주 좋은 것이지만, 뭔가 부끄러운 일을 했을 때의 두근거림은 다시 겪고 싶지 않다. 생활 속에서 간단하게 경험할 수 있는 두근거림이지만 이것이 심해져서 고통받는 분들도 꽤 있다. 남성보다는 여성이 두근거리는 병이 더 심한 편이다. 특별히 여성의 갱년기 장애 증후군에서 많이 나타난다. 심장판막에 이상이 생겨서 오는 가슴 뛰는 병은 외과적 조치가 필요할 수도 있지만, 기질로는 병이 없는데도 가슴이 몹시 뛰는 병에는 한방 치료가 도움이 될 것이다.

한의학에서 가슴이 두근거리는 이유를 신경계통에 수화(水火)가 고르지 않아서 생긴 습담(濕痰)이 막혀서 나타난다고 하였다. 좀 더 자세히 말하면, 화유외수 척척연(火惟畏水 惕惕然)이라 하는데, 심(心)과 신(腎)이 교통이 안 되어 수습(水濕) 곧 축축한 습기가 생기고 찌꺼기가 생겨 그것이 생기가 다니는 통로를 막아서 겁내게 된다. 화(火)가 오직 수(水)를 두려워하여 제대로 운행이 되지 못하는 모양이 바로 가슴이 두근거리는 병이다. 수화(水火) 교제가 정당하게 될 것 같으면 아무런 문제가 없는데 그게 막혀서 교제가 안 되니 습담이 생겨 막히게 된다. 그러면 생기가 막힌 곳에 가서 부딪히는 경우도 있을 것이고, 또는 막히니 답답해서 용을 쓰게 되어 위로 떠오르게 되는 경우도 있다. 이럴 때 경계정충(驚悸怔忡)이 생긴다.

모든 병이 생기가 막혀서 오는 것은 분명하지만, 그 막힌 것이 노는 모양은 제각각 다 다르다. 그 노는 모양 중에서 척척(惕惕)하게 노는 모양을 보고 우리가 경계정충이라고 한다. 막혀 가지고 싸대면서 열이 나고 머리가 아픈 것은 두통이라 한다. 노는 모양을 가지고 병명을 붙일 뿐이다. 우리 몸의 병은 전부 다 막혀서 오는 것이다. 심(心)은 군주의 자리이므로 맥이 오동(五動, 한 번의 호흡에 맥이 다섯 번 뜀)하면 신명이 나오게 된다. 신명이 정당하게 나오면 담도 정당하게 중정(中正) 작용을 하여 적절히 조절할 것이다. 맥이 사동(四動), 육동(六動) 하면 심이 허해지고 이렇게 되면 담의 중정 작용도 약해져서 심과 담이 허약하고 겁내는 상태가 된다. 맥이 사동, 육동을 할 때 찬 기운과 더운 기운이 고르지 않아서 습담이 생긴다. 이것이 신경계통에 위치해 있을 때 우리가 무엇에 과하게 신경을 쓰면 이 습담이 길을 막고 어름어름하니 생기가 순조롭게 다니지 못하게 된다. 반드시 충격이 있을 것이니 이것이 경계정충병이다. 경계라는 것은 우왕좌왕하고 두근두근하게 되는 상태를 말한다.

비위(脾胃)에 습기가 있는 사람은 경계정충이 많을 수 있다. 맥에서 경계정충의 기상이 없는데도 가슴이 두근거리는 경우에는 비위에 습담이 있어 꾸물거리는 맥이 나타난다. 기운이 허약한 사람이 몸에 습담이 차 있다가 한 번씩 기운이 힘을 쓸 때마다 가슴이 두근거리고 떨리는 증상이 오는 것이다. 기운이 약하고 습담이 있어도 용을 쓰지 않으면 가만히 진정되어 있으므로 그러한 증상이 나타나지 않는다. 마른 사람보다는 뚱뚱한 사람이 잘 놀란다.

기운 없고 습담이 많이 막혀 있어서 오는 경계정충 환자에게는 백자인이나 원육 같은 윤제(潤劑, 윤택한 약재)를 넣어 주어도 진정이 되지 않는다. 겉으로 나타나는 증상을 보고 진정만 시켜서는 안 되고, 이럴 때는 수음(水飮, 습기 있는 가래가 되기 전 상태)만 다스려 주면 낫게 된다. 청상통중온하(淸上通中溫下, 머리는 맑고 배는 소화가 잘 되며 하체는 따뜻함)가 중요하다. 그렇게 해주어서 수음을 활동시켜 주면 자연히 증상이 없어진다. 기운이 활동을 하다 지치다가 그러기를 반복하면 반드시 습기가 생기게 된다. 반드시 이런 것은 기울증(氣鬱症)이다. 우주도 마찬가지로 한기와 열기가 서로 부딪치면 습기가 생기게 된다. 그러므로 요즘 사람들에게는 담음(痰飮, 습기 있는 가래 같은 찌꺼기)을 보기 위해서 백복신을 많이 써야 한다. 기운이 약한 사람의 습담을 무리 없이 보는 데는 백복신이 좋다. 우리 생기가 조직체 안에서 막혀 있는 것은 다 습담이다. 반하나 남성으로 담을 없앤다고 할 때에는 좀 더 구체화된 상태의 담을 말하는 것이다. 백복신으로 습담을 본다고 하는 것은 총괄적인 의미로 말한 것이다.

예민하고 허약한 사람의 경계정충에는 심을 불려주는 백자인이나 맥문동, 당귀, 원육을 써주고, 습담은 백복신으로 다스리고, 인삼으로 기운을 돕고, 진피와 초두구로 비위를 살리고, 육계로 신경을 돕고, 익지인과 원지로 신경을 통해 주고, 감초와 죽여로 안심시켜 주는 처방을 쓴다.

바깥에 적게 관심을 가지고, 너무 피로하게 일을 하지 않으면서, 본래의 자기를 지키는 것이 이 시대를 건강하게 살아가는 방법이다. 너무나 충격적인 일이 많이 일어나는데, 그저 무디게만 살아가는 것은 아주 슬픈 일이다.

초조한 사람들에게 필요한 신경안정제, 백자인

바쁘고 복잡해지면 초조해지기 쉽다. 여유를 못 가지니 매사에 짜증이 많고 상대에게 배려하는 마음이 적어진다. 불교에서는 모든 일이 마음에 달려 있다고 한다. 현대인이 행복하기 위해서는 초조함을 달래야 한다. 티벳의 고산지대에 사는 사람들이 행복 지수가 높다고 한다. 바쁘게 살아오면서 놓친 행복을 어떻게 찾을 것이냐가 현대인의 새로운 고민이다. 스스로 수양해서 마음을 다스리는 것이 가장 좋지만 병이 든 사람들에게 수양하라고만 할 수는 없다. 초조해서 병이 들어왔을 때 신경을 안정시켜 줄 수 있는 약이 바로 백자인이다.

백자인은 상록관목인 측백나무 과실의 씨를 말린 것이다. 줄기가 곧게 뻗고 작은 가지가 많이 뻗어 나간다. 예전에는 학교 운동장에 더러 심어져 있곤 했는데 지금은 그다지 눈에 띄지 않는다. 잎은 작고 비늘 같고 서로 맞자라고 육질이 있다. 꽃은 4월쯤 피고 과실은 구형(球形) 혹은 난상타원형(卵狀楕圓形)이고 9~10월쯤에 성숙한다. 그냥 육안으로 보았을 때 보리알 반쪽만 하고 참깨 모양으로 생겼다. 쌀벌레가 생길 즈음이면 약장에도 벌레가 생기기 쉬운데 그때 주의를 기울여서 관리를 해야 할 약재 중 하나이다. 얼마나 기름기가 많은지 약장 서랍에 기름이 밸 정도이다.

　백자인은 지방질이 많고 색깔은 노란색이다. 노란색은 흙의 기운이니 무엇을 불려준다. 씨는 저장의 물건이다. 해의 기운도 품고 땅의 기운도 품고 바람과 흙의 기운까지 다 품고 있다. 그럼에도 백자인은 오장 중 저장하는 곳인 신(腎)에 가지 않고 심(心)에 간다. 심은 기운이 열을 내는 곳이니 자연히 조(燥)한 기운이 따른다. 백자인은 윤택하니 위로 타오르는[炎上] 기운을 억제하고 불려주니, 씨이지만 그 타오르는 기운을 수렴해준다. 측백나무는 겨울에도 싱싱한 상록수이다. 거두고 간직하는 기운이 많고 성질이 후덕하다. 그러므로 땀을 거두고 허증을 돕는다. 이렇듯 진정시키고 불려주는 기운이 있으므로 놀라서 가슴 뛰는 병을 없애준다.

　백자인은 심장이 많이 건조할 때 불려주는 힘이 있다. 기름기가 많아 보기에도 넉넉한 기운을 느낄 수 있다. 건조한 곳을 눅눅하게 불려줄 수 있다. 마음이 초조한 사람에게 백복신과 백자인, 연자육 등을 합해 쓰면 약끼리 서로 돕는다.

　백자인은 옛날 처방에는 많이 들어 있지 않았는데, 요즘 환자분들에게는 많이 쓰고 있는 약재이다. 의사인 나도 초조증이 있는데 환자분들은 더할 수밖에 없을 것이다. 불면증이나 이명증, 대상포진이나 아토피 피부염까지 신경성으로 생긴 많은 병에 응용하는 약재이다. 의사가 가장 무책임할 때가 신경 쓰지 말고 마음을 편히 가지라는 말밖에는 할 수 없을 때이다. 마음 다스리는 일이야 본인 이외는 할 수가 없는데, 요즘같이 경쟁이 치열한 때에는 마음을 다스리는 일처럼 어려운 일이 없다. 이럴 때 약으로라도 도움을 받아야 하는데, 가장 유용한 약이 백자인이다.

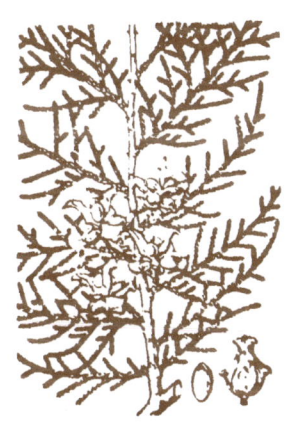

측백나무(백자인)

불임과 난임에 대한 한방 대책들

아파트 주변을 산책하다 보면 반려견들과 함께 걷고 있는 젊은이들을 많이 보게 된다. 물론 나이 드신 분들도 있지만 우리 동네는 그래도 젊은이들이 많은 편이다. 거리의 풍속도 시대에 따라 빠르게 변하고 있다는 걸 실감한다. 내가 예순이 넘고 있는데 예전에는 동네에서 아이들을 많이 볼 수 있었다. 아이 울음소리도 많이 들렸다. 아이를 업고 다니는 엄마들도 많았다. 버스에서도 아이와 함께 탄 아주머니들에게는 자리를 양보하는 일도 종종 있었다. 요즘 젊은이들은 결혼도 늦어지고, 아이를 원하지 않는 부부도 있고 그리고 미혼으로 지내는 경우도 많이 보인다.

어떤 사회나 조직도 새로운 사람들이 없으면 퇴보하거나 사라지게 된다. 일정 시간이 지나는데도 새로운 인물들이 없으면 단체의 활력이 줄어들게 된다. 한의학 원전인《황제내경》에도 처음에 건강을 위해 어떻게 살아야 하는지가 나오고, 바로 이어서 사람이 아이를 가지는 것에 관한 내용이 나온다. 무위당 선생님에게 제자가 물었다. 《내경》에 천지의 이치나 병의 이치를 논하기 전에 왜 먼저 사람이 아이를 언제까지 가질 수 있는지에 관한 문답이 나왔는지를 질문했다. 무위당 선생님이 제자를 보고 웃으면서 우주에서도 가장 중요한 것이 새로운 생명이기 때문이라고 답해주셨다.

작고하신 소설가 박경리 선생님의 수필집에서도 "다만 산다는 것은 어떤 것이든 생명을 탄생시키는 일이고, 목각 하나에도 생명을 불어넣는다는 것이 사는 것."(《Q씨에게》, 솔출판사, 1993년, 62쪽)이라는 내용이 나온다. 산다는 의미를 작가답게 표현한 말이라고 생각한다. 결코 편하지 않은 삶을 산 분으로서 말이다.

한의사로서 보람을 느낄 적이 한약을 먹고 기다리던 임신을 하게 되었다는 말을 들을 때이다. 나중에 아이와 함께 찾아와서 선생님 덕분에 이 아이가 생겨서 고맙다는 인사를 하는 사람도 있었다. 물론 불임과 난임을 해결해 주지 못한 경우도 많아서 미안한 마음도 가지고 있다.

한국도 출산율 저하에 대하여 여러 가지 대책을 마련하고 있다. 난임 부부에 대한 치료비 지원이 이루어지고 있다. 인공수정과 시험관 아기를 갖는 치료비를 지원하고 있다. 한의사회에서도 난임 부부에 대한 무료 치료를 해주는 지부와 분회들이 있다. 불임과 난임 치료를 전문으로 하는 유명한 한의원들도 여러 곳이 있다.

한의학에서 아이를 가지기 위해 애쓰는 일을 구사(求嗣, 대를 잇는 것을 구함)라고 한다. 어려운 임신을 이루기 위해 "항상 마음이 맑고 평안해야 하고 신(腎), 곧 생식에 관여하는 자궁과 콩팥은 따뜻한 방에 들어앉듯 해야 한다[腎欲溫煖心欲淸]."고 하였다. 짜증내고 속상해하면 진액이 마르고 구정물이 생기기 마련이므로 생리나 소변과 대변 등이 하나도 온전하기 어렵게 된다. 남녀 모두 수태가 안 되면 초조해져서 자주 교합하기 쉬운데 이는 가능성을 오히려 떨어뜨린다고 하였다. 평안한 마음이 먼저이다. 마음을 평안히 하고 건강한 생활을 하면서 가임기를 기다려야 한다.

불임과 난임에 쓰이는 대표적인 처방이 난궁전(煖宮煎)이다. 자궁을 따뜻하게 해주는 처방이다. 불임의 원인도 다양해서 처방도 어려울 수밖에 없다. 그래도 대체로 자궁을 따뜻하게 하기 위해서 부자, 육계, 오수유를 쓴다. 마르고 신장과 자궁의 영양이 부족한 경우에는 육종용, 구기자, 당귀 등을 쓴다. 신경이 초조한 사람들에게는 연자육, 맥문동, 복신 등을 쓴다. 신경을 통해 주는 석창포와 울기가 있을 때는 향부자를 쓴다. 신장과 자궁이 약한 사람은 허약한 사람이기 때문에 인삼, 복령, 백출을 써야 한다. 습기가 많은 사람에게는 창출을 많이 써야 한다. 자궁으로 약을 보내기 위해서 인도하는 약으로 우슬을 넣어준다. 원인이 다양하니 그에 맞게 다양한 처방을 해야 하지만 근본적인 처방은 여기에서 나온다.

새로운 생명을 이어가는 일은 인류에게 중요한 일이다. 그러나 이제는 삶의 형태가 다양해졌다. 나도 결혼한 자식이 있는데, 아이를 가지는 일에 관해 뭐라 말을 할 수가 없다. 각자의 의견을 존중해줄 뿐이다. 그렇지만 아이를 원하는 부부에게라면 의료인들도 최선을 다해 해결책을 찾아 돕고 있다. 인공수정이나 시험관 아이를 가지기 전에 한약을 복용하는 것도 임신 성공률을 높일 수 있다.

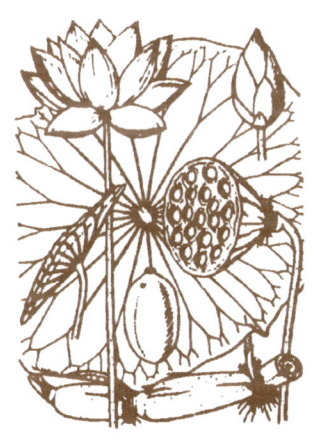

연꽃(연자육)

키가 커야 경쟁력이 있는 세상

《논어》를 보아도 미남자는 부러움의 대상이었음을 알 수 있다. 아름다운 사람들은 살아가며 덕을 많이 본다. 요즘 방송이나 영화에 나오는 연예인들은 늘씬하고 잘생겼다. 연예인 중에는 부자도 많은 세상이다.

친구 중에 대학을 우수한 성적을 거두며 졸업했는데도 대기업 면접에서 계속 떨어져서 힘들어했던 이가 있다. 그는 키가 작은 편이었다. 친구의 어머님도 그 일로 많이 속상해하셨다. 부모로서 자식이 살아가는 데 도움을 주고 싶은 마음은 당연한 것이다. 자기가 힘들게 살았다면 더욱더 그럴 수 있다. 그래도 은행은 키보다는 실력을 보고 뽑아서 친구는 은행원으로 잘 살았다. 그런데 실은 그 친구가 초등학교 4학년 때는 키가 커서 농구 선수를 해보라는 제안도 받았다고 한다. 그때까지 크고 이후로는 잘 크지 않았다고 한다.

중매 사이트에 신랑감 상위 순번에는 키가 커야 하는 것으로 나와 있다. 키가 크다는 것이 직업이 의사인 것과 동급으로 말이다. 지금도 입사 면접에서 키가 작은 사람들은 불리할 것이다. 그러니 자식의 키를 키우려는 부모의 마음이 간절해졌고 성장 비법에 관한 수요가 생겨났다.

예전에는 키는 부모에게서 받는 것이라 생각했는데 의학의 발달로 성장호르몬 주사를 통하여 도움을 받게 되었다. 한국인의 평균 신장도 옛날에 비해 많이 커진 것을 보면 사회적으로도 성장을 돕는 요소가 많이 있다. 아이들의 영양 상태가 좋아지고 부모의 관심과 애정도 늘어서 자녀들 키가 크는 데 영향을 주었다.

성장호르몬의 일일 분비량의 3분의 2는 수면 중에 분비되기 때문에 8시간 이상 숙면을 취하도록 권유한다. 하루 30분 이상 햇볕 쬐기와 활발히 운동할 것도 권한다.

성장호르몬 주사제는 뼈의 성장과 발달을 자극해 뼈를 늘려서 키가 자라게 하는 호르몬이다. 성장호르몬 결핍증 및 다양한 원인으로 생긴 성장 장애를 치료할 수 있는 의약품이다. 그런데 성장호르몬 주사는 혈당을 상승시킬 수 있고 알레르기 증상도 유발할 수 있다. 급격한 성장의 영향으로 척추측만증과 고관절 탈구도 일어날 수 있다고 한다.

최근에는 성장을 전문으로 하는 한의원도 많이 생겼다. 한방으로 성장호르몬에 영향을 줄 수 있는 처방을 하고 있을 것이다. 그런데 성장에 도움을 받는 치료를 해도 모두 효과가 나는 것은 아니다. 사람의 몸이란 것이 똑같지 않아서 그렇다. 나도 많지는 않지만 성장을 돕는 처방을 한 경우가 있다. 키가 큰 경우도 있고, 효과가 적은 경우도 있었다.

한의학에서 보면, 만물이 생장수장(生長收藏, 나고 자라고 거두고 저장함)을 한다. 겨울에 기운을 저장하였다가 봄에 나고 여름에 가장 크게 된다. 여자는 21세까지 키가 자라게 되고 남자는 24세까지 키가 큰다고 하였다. 키에 작용하는 것은 신기(腎氣), 신의 기운으로, 성장과 에너지에 관여한다. 신(腎, 콩팥, 모든 수분을 관장하는 장기)이 혼자 움직이지 않고 오장육부가 모두 건강해야 제대로 작용하게 된다. 7세는 신기(腎氣)가 성해져서 유치를 갈고 태발이 빠지는 때이다. 양방에서 성장호르몬 주사를 7세 전후에 맞게 해야 한다고 하니 한의학에서 말하는 이치와 통한다고 볼 수 있다.

하루 중에서 신기는 밤 11시에서 새벽 1시에 활동이 왕성하다고 하였다. 그러니 그 시간에는 잠 속에 있어야 한다. 밤 11시쯤에 잠들어서 8시간 수면을 취하는 것이 키가 크는 데 도움이 된다. 햇볕을 30분 이상 쬐는 것과 30분 이상 운동하는 것도 오장의 기능을 강화한다. 너무 정신적으로나 육체적으로나 피곤한 것은 좋지 않으니 스마트폰, 컴퓨터와 텔레비전 시청 시간을 줄이는 것도 필요하다.

부모가 키가 큰 경우라면 큰 혜택을 보고 태어난 것이다. 그렇지 못하다면 여러 가지 도움 되는 노력을 하게 된다. 건강에 도움이 되는 일은, 잘 자고, 음식을 고르게 섭취하고, 적당히 운동하는 것이다. 스트레스와 피로 줄이기 역시 어느 병에나 다 유익하다. 이 모든 일이 성장에 관여한다.

성장호르몬 주사제나 한방 치료나 다 들인 비용에 비해 효과가 적은 경우도 제법 있을 것이다. 부작용이 있기도 하다. 운명을 바꾸는 일이 쉬운 것은 아니다. 키를 키우고, 얼굴을 성형하고, 이름도 바꿔 보지만 그렇게 해서 모든 사람이 다 운이 좋아지는 것은 아니다. 《장자》에 보면, 곱추가 되고 팔이 비틀려도 불만 없이 마냥 편하게 살아가는 현자들의 이야기가 나온다. 현자와 중생은 바라는 바가 다른 것인가 싶다.

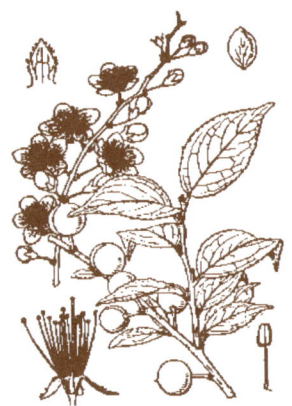
산앵두(욱리인)

3부

가을

收

가을, 수용하고 평평해지는 계절

가을 석 달을 '수용해서 평평하다'고 해서 용평(容平)이라고 한다. 봄이 겨울에서 어느날 하루아침에 당장 나오는 것이 아니듯이 가을에 거두어들이는 것도 왈칵 거두는 것이 아니다. 산에 단풍 들듯이 차츰차츰 하는 것이 용평이다. 갑자기 익은 과일은 시일이 충분치 않아 맛이 충실할 수 없다. 우리도 갑자기 거두어들이면 신장이 약해진다.

가을에는 하늘 기운이 좀 급해지고 땅 기운이 밝아진다. 여름에는 해가 길어 증발이 많으니 비구름이 많이 생겨 비가 많이 오고 땅이 축축하다. 가을이니 해가 점차 짧아지면서 우주 공간이 넓어지고 공기가 건조하고 서늘해진다. 그래서 하늘 기운은 급하고 땅 기운은 밝다고 하는 것이다. 이를 가지고 우리 몸속 폐도 어떤 것인지 알아볼 수 있다. 폐는 기운만 호흡하는 것이 아니라 신경의 영향도 많이 받는다. 가을에는 여름보다 일찍 자고 닭이 우는 때 일어나야 한다. 요즘 도시에서는 닭 울음소리를 들을 수 없으니 해가 뜨는 때 일어나는 것이 좋다. 과도

한 술자리가 몸을 망치는 이유는 술 때문이기도 하지만 자연의 이치와 어긋나게 사는 생활 습관 때문이기도 하다.

가을은 나뭇잎을 떨어뜨리니 그 모습을 추형(秋刑)이라 한다. 이 가을 형벌을 천천히 해서 기운을 수렴하고, 가을 기운을 평평하게 해야 한다. 그렇게 수렴하면 폐의 기운이 정상적으로 맑을 것이다. 천고마비 하듯이! 가을은 이렇게 수렴해야 한다. 성내고 놀라면 거스르는 것이다. 우울하고, 생각을 많이 하고, 자주 슬퍼해도 가을 기운을 맑게 하지 못한다. 그러면 겨울에 소화가 덜 된 변을 자주 보게 된다. 가을은 수렴하는 철인데, 설사를 한다는 것은 수렴이 적어 그렇게 된 것이다. 수렴이 적다는 것은 생기가 부족해서 그런 것이니, 장에다 생기를 넣어주면 따뜻해져서 설사가 되지 않는다.

우리 몸은 정직하다. 요즘 사람들은 몸을 너무 과신하는 것 같다. 그래서 자연과 역행하는 삶도 서슴지 않는데 그것은 큰 화를 부르는 일이다. 삶과 죽음 어느 것 하나 소중하지 않은 것이 없다. 자연의 순환 방식을 따르는 것이 아름다운 삶을 사는 가장 좋은 방법이다.

총명탕이 필요한 시절

최근에 재수학원에 다니는 수험생 발목을 치료하면서 학생과 이야기를 나누게 되었다. 주변 친구들이 대부분 고카페인 음료인 ○○○ 에너지 음료를 복용하고 있다고 했다. 졸음을 이기기 위해서 먹는다고 한다. 고카페인 음료는 일종의 화학성분으로 중추신경을 자극한다. 소화불량, 속쓰림과 심장박동 불규칙의 부작용이 있다. 성인에게도 과한 음료인데 성장기의 아이들은 더욱 마시지 않아야 한다.

경제협력개발기구[OECD]에서 청소년들에게 권장하는 수면 시간은 8~10시간인데, 우리나라 청소년들의 평일 평균 수면 시간은 7.2시간이라니 많이 모자란다. 특히나 고등학생들은 보통 5.8시간 잔다고 한다. 수면 부족으로 인해 피로감과 우울감이 심해질 수 있다. 요즘은 아주 어려서부터 각종 학원에 다니는 경우도 많다. 쉬지도 못하고 친구들과 놀 시간도 없다. 좋아해서 열심히 하는 것이 행복이라고 했다. 억지로 하는 공부는 몸과 마음에 병을 가져올 수가 있는 것이다. 물론 성공한 사람 중에 부모가 강제로 공부시키거나 운동시킨 경우도 있을 것이다. 개인의 능력에 따라서 강제성도 효과를 낼 수는 있지만 권장할 만한 방법은 아니다. 그렇게 성공을 거둔 사람은 사회와 타인에 대한 이해심이 부족할 수 있다.

내가 다닌 고등학교는 운동부도 많이 있었고 일 년에 한 번씩 럭비 정기전도 있어서 응원 열정들도 대단했다. 지금 후배들은 공부 때문에 응원을 좋아하지 않는다고 한다. 온전한 인간이 되는 것을 목표로 삼는 전인교육이란 말을 우리 고등학교 시절에는 많이 들었다. 지금은 경쟁에서 이겨내는 승리 지상주의가 교육목표가 되었다고 보인다.

한의원의 한약 처방도 시절에 따라 달라질 수밖에 없다. 예전에는 나이 드신 분들의 보제 처방이 많았고 정력을 증강하려는 중년들을 위한 처방이 많았다. 요즘은 어린 세대를 위한 것이 점차 늘고 있다. 학생들의 피로를 개선하는 처방을 많이 하게 된다. 성장에 관한 처방도 늘고 있기는 하다. 어떤 환자분이 들려준 이야기로는 수험생의 피로를 돕기 위해 개구리 알들을 먹이기도 한다고 했다. 비싼 공진단도 수험생들이 복용하고 있다.

총명탕이라는 이름은 듣기만 하여도 총명해질 것 같다. 한의학에서 피로한 병을 노권상(勞倦傷)이라고 한다. 육체적으로 기운을 많이 써서 오는 증상은 노력상(勞力傷)이라고 하고, 신경을 많이 써서 오는 증상은 노심상(勞心傷)이라고 한다. 노력상은 육체적으로 쉬어주면 회복하기 쉽지만, 마음을 많이 써서 오는 노심상은 쉬어도 쉽게 피로가 풀리지 않는다. 학생들의 피로는 수면 부족이나 운동 부족으로 오는 육체적 피로와 성적에 대한 걱정과 긴장감으로 오는 정신적 피로가 함께 있는 것으로 딱 노권상이다. 늘 피곤한 상태로 볼 수 있다.

우리의 몸은 적당한 활동과 휴식이 필요하다. 낮에 공부하면서 머리에 생긴 각종 찌꺼기들을 잠자는 동안 걸러낸다. 건강한 사람이라면 피곤하다가도 밤새 자고 아침에 일어나면 거뜬한 것은 그런 까닭이다. 요즘 학생들의 많은 경우가 아침에 일어나면 정신이 안 든다고 한다. 더 자고 싶어서 아침 식사도 거르게 된다. 이런 모습을 본 어머니들이 아이들을 한의원에 데리고 온다.

총명탕은 노권상을 다스리는 내용으로 이루어진다. 아이들은 오래 앉아 있어서 소화력도 떨어지고 순환기능도 떨어지게 된다. 그래서 순환기능을 돕는 심폐(心肺)에 가는 약재들과 소화기능을 개선하는 비위(脾胃)를 돕는 약재들을 쓴다. 머리를 맑혀주는 방향성 약재인 천궁, 천마, 석창포와 감국 등도 쓴다. 비만한 아이들에게는 습기를 줄이는 창출, 복령, 의이인, 초과, 택사와 목통을 넣기도 한다. 심폐에 가는 약재는 황기, 인삼, 길경과 육계 등이 있다. 비위를 돕는 약재는 진피, 사인, 초두구, 초과와 빈랑 등이 있다. 신경이 불안한 아이들에게는 백자인, 백복신, 연자육, 맥문동 등을 사용한다. 답답한 열이 많은 사람에게는 황련, 현삼, 치자를 써야 한다. 학생과 대화하면서 진맥도 하고 상태를 보아 가면서 처방을 하게 된다.

운동 시간이 부족한 학생들에게 계단 걷기를 권한다. 너무 차거나 기름진 음식을 피하고 밀가루 음식도 줄이라고 한다. 수면 시간을 늘리고, 정 안 되면 주말에라도 푹 자라고 한다. 다른 친구들도 함께 고생하는 일이니 잘 참아보라고 위로도 건네본다.

인류 역사상 가장 뛰어나다고 하는 부처나 공자, 소크라테스와 예수가 학원에 다니거나 대학교육을 받은 것은 아니다. 마음을 맑혀 지혜를 얻은 것이지 지식을 많이 쌓아서 성현이 된 것이 아니다. 나의 스승 무위당 선생님은 제자들에게 하루에 10분간 명상하라고 권했다. 학생이라 공부하기 바쁘겠지만, 잠시 짬을 내어 명상을 하는 훈련도 총명해지는 데 도움이 된다.

초조증에서 온 병, 당뇨병

나이 들면 가장 먼저 건강 걱정을 하게 된다. 사느라 바쁠 때는 모르다가 일에서 손을 놓게 되면 몰랐던 병들이 슬금슬금 드러나기 시작한다. 성인에게 많다는 성인병들이 바로 그것이다. 고혈압, 당뇨, 심장병, 모두 유전이 가장 큰 병인이라 가족력이 있을 때는 병에 걸리지 않도록 더욱 주의를 기울여야 한다.

그중 당뇨병은 합병증도 많고 음식에 대한 제한도 많아서 관리하기가 어려운 병이다. 세종대왕께서도 소갈증으로 고생하였다. 왕궁에서 고량진미를 많이 먹어서 그렇다는 설도 있지만 신경을 많이 써서 왔을 수도 있다. 많이 먹고 많이 마시고 소변을 많이 보는 증상을 한방에서는 소갈증(消渴症)이라고 한다.

예전에 한의에서는 오장에 병이 들면 치료를 해도 반은 살고 반은 죽는다고 했다. 당뇨병도 오장 중 하나인 췌장에 병이 난 것이니 치료가 쉽지는 않다. 오장에 병이 든 사람 중에 신경을 많이 쓰지 않는 사람이 없다. 당뇨 환자라면 평소 운동도 열심히 하고 음식도 주의를 해서 당 수치를 잘 조절해왔다 해도 한순간의 스트레스로 당 수치가 올라간다. 그만큼 각별히 꾸준히 조심을 해야 하는 병이다.

　음식을 먹으면 제일 먼저 당분이 만들어진다. 당분이 그다음 단계로 넘어가지를 못하여 당이 넘쳐나는 것이 당뇨병이다. 즉 당밖에 만들지 못하게 되는 것이다. 당을 분해해서 오미(五味)를 다 만들어야 하는데 오미를 못 만들고 당만 만든다. 음식을 먹으면 위에서 소화를 시킨 후 각각의 장부가 제 쓸 것을 가져가야 하는데, 안 가져가면 쌓이고 묵어서 조직체를 막히게 한다. 폐는 매운맛, 간은 신맛, 심장은 쓴맛, 신장은 짠맛을 주관한다. 위가 음식물을 부숙(腐熟)하는데 다른 장부(臟腑)의 기능이 약해져서 안 실어가므로 생기는 것이 당뇨병이다. 다른 장부들이 역할을 못 하니 당만 부글거릴 수밖에 없다.

　보제(補劑)로 혈분(血分)을 돕는 약재 숙지황, 당귀, 천궁, 작약과 기운을 돕는 약재 인삼, 황기 등을 쓰게 되면 머리가 아프고 설사하는 경우가 있는데 이는 소통이 안 되는 상태에서 자꾸 모으기만 하니 더욱 막히게 되어 부작용이 일어난 것이다. 소갈증이 있는 사람은 본시 마음에 초조증이 많다. 초조하면 성을 내고 짜증을 잘 부린다. 감정 조절의 무리함으로 인하여 심신(心腎) 사이의 조화가 깨지고 장부 간의 소통이 막히게 되어 온 당뇨 환자에게는 이것을 잘 설명해 주어야 한다. 성냄, 짜증, 비관, 사색, 공포, 불안 등 감정들 간의 일반적인 영향관계를 설명하면서 마음에서 온 병임을 주지시켜야 한다. 우선 환자 본인이 마음을 잘 조절해 주어야만 고칠 수 있다.

　당뇨병은 장부 조직 간의 소통이 막혀 생겼으므로 소통시키는 것이 제일 중요한 대책이다. 그러면서 해독하고 열을 내려주면 되는데 소통을 시켜주려면 따뜻한 약을 써야만 한다. 인삼과 복령은 요즘 사람들처럼 위가 둔해져 소통이 안 될 때 잘 듣는다. 초조증이 있다고 윤제(潤劑, 윤택한 약재, 수분이 있고 끈적한 약재)로 숙지황을 쓰면 더욱 막히게 되니 조심해야 한다. 이미 조직이 막혀 있으므로 신경을 느긋하게 불려주더라도 육종용이나 맥문동, 구기자 같은 맑은 윤제가 필요하다. 부자같이 신열(辛熱)한 약재는 조심해야 하고 건강이나 생강을 써서 위를 데워주는 게 좋다. 독을 빼주는 약으로는 백편두를 쓴다. 습기가 많은 사람은 창출, 의이인, 복령으로 다스린다. 천궁은 방향제이고 잘 통하므로 많이 쓰게 된다. 위에 열이 많은 경우에는 갈근이나 석고를 사용한다. 빠작빠작하게 한열(寒熱)이 왔다 갔다 하는 경우에는 별갑, 지골피, 시호, 지모도 쓸 수 있다. 위가 약하고 마르는 소갈증에는 감초가 화도 내려주고 신경을 안정시켜주니 주약(主藥, 처방에서 가장 주요한 약재. 군약君藥과 같은 말)으로 쓴다.

　당뇨의 원인이 초조증에 있다는 것을 알았다면, 될 수 있는 한 마음을 편안히 하는 게 필요하다. 또한 과한 음식 섭취를 줄이고 장부(臟腑)의 소통을 돕는 적당한 운동을 하는 것이 필요하다. 이상이 가장 좋은 당뇨병의 대책이다.

    그동안 너무 바쁘게 살아왔다면 삶을 돌아보면서 참된 삶의 지평을 열어가는 것이 당뇨에 임하는 삶의 자세이다.

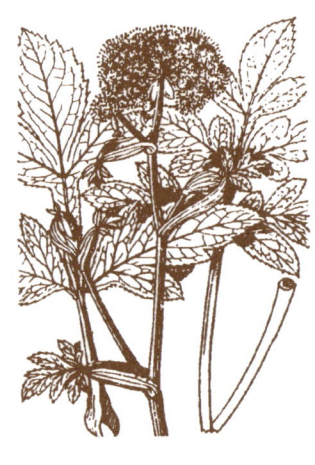

당귀

간염

　병이 온 과정을 알기 위하여 환자의 살아온 이야기를 들어보는 것은 나의 삶의 지평을 넓히는 데 큰 도움을 준다. 아무리 강한 사람도 의사 앞에서는 순박해지고 솔직해지는 면이 있기 때문이다. 그들의 삶을 들으며 나는 인생에 대한 무한한 경외심을 갖게 된다. 실로 눈물겨운 삶이 한둘이 아니다. 나는 그들을 통해서 정말 살아있는 공부를 하는 셈이다.

　요즘 기업에서 사원을 모집하는데 간염 환자는 취업을 제한한다는 기사를 보았다. 그 날 그 기사를 보신 어느 어머님이 전화를 하셔서 "케이블 티비를 보다 보니 오가피가 간염에 좋다는데 사실인가요?" 하셨다. 그분의 아들이 간염 보균자인데, 육군 장교로 복무중이다. 아주 명석하고 책임감도 강한 훌륭한 청년이다. 그런 젊은이가 사회활동을 못하게 된다면 그것이야말로 얼마나 사회적으로 큰 낭비일까. 제삼자인 내 심정도 이런데 본인과 가족은 얼마나 상심할까.

기사인즉, 간염이 바이러스로 생기는 전염성 질환이어서 취업을 제한한다는 것이다, 그러나 간염은 활동성 간염과 비활동성 간염으로 나뉘고 전염성 여부가 달라지는데, 이런 처사는 문제가 있다는 생각이 든다. 간염 전염이 사람끼리의 일상생활 속에서 일어나는 일은 극히 드물다. 환자 본인의 체질이나 생활의 무절제, 혹은 잘못된 치료로 감염된 경우가 더 많다. 그럼에도 불구하고 모든 간염 환자의 취업을 제한한다는 것은 그 병을 가진 이들에겐 너무나 가혹한 벌이다.

바이러스 간염은 한의학에서는 충생습열(蟲生濕熱)이라는 병리로 설명한다. 습기와 열이 있으면 세균이 잘 번식한다는 말이다. 세균을 제거하기 위해 쓰는 치료법은 약으로 세균을 제거하는 것이 아니라, 세균이 살기 좋은 조건을 없애주는 것이다. 즉 습기와 열을 제거하는 것이다. 습기를 없애는 좋은 방법은 바람과 열이다. 여기서 말하는 열은 앞서의 습열(濕熱)과는 다른 개념이다. 습열은 병적으로 습기를 머금은 축축한 열이다. 바람으로 습열을 없앤다 함은, 바람이 불고 볕이 따뜻한 날은 빨래가 잘 마르는 이치와 같은 것이다. 바람은 운동성이다. 약으로 세균을 죽이는 것이 아니고 세균이 살 만한 환경을 없애는 근본적인 치료인 것이다. 그렇게 해주면 세균은 자연히 없어진다.

지금은 간염의 치료제가 없다 한다. 물론 한의학으로 치료가 가능하다. 하지만 오장의 병은 쉽지 않기 때문에 치료율이 높지 않을 뿐이다. 한방에서 간은 승달(升達)의 기상이 있는 장기로 기운이 강하고 꾀가 많은 장부라고 한다[肝者 將軍之官 謀慮出焉]. 간에 병이 든 이들을 보면 대부분 성격이 부지런하고 강직하고 명석한 이들이다. 태어날 때부터 간이 약하거나, 아니면 승달 기상이 강하여 세상의 탁한 기운과 타협이 안 되어서 병을 얻게 되는 경우가 많다.

어찌 보면 취업을 제한할 것이 아니라 적극 권장해야 할 사람들인지 모른다. 전염을 우려하여 다른 사람들에게 피해를 주니 제한하여야 한다고 하지만 정작 취업을 제한해야 할 것은 몸의 바이러스가 아니라 마음의 바이러스[邪氣]를 가진 이들일 것이다. 아픈 것도 서러운데 일자리마저 없애면 그들의 미래는 어떻게 될지 한번 신중하게 생각해 보았으면 한다. 유난히 행동가가 많은 나라 대한민국, 억울한 사람이 많으니 그리될 수밖에 없다. 그 어머니와 아들이 어느 날 세상을 향해 도전장을 내고 활동가가 될지도 모른다는 생각을 하니, 참 이 세상이 눈물겹다.

갱년기 잘 보내기

한의원을 방문하는 분들은 운동기 질환자가 많다. 허리 아프고, 어깨 아프고, 무릎 아프고, 손목 발목 접질리고 등. 다음으로 소화기 질환과 감기 질환도 많은 편이다. 연령대는 아무래도 고령의 노인분들이 많다. 그리고 중년이 많은 편이다. 중년에 한의원에 방문하는 여성분들은 갱년기 장애 증상으로 상담하는 경우가 많다. 갱년기를 맞아, 위로 나는 열이 자주 있고, 땀도 많아지고, 불면증도 있고, 가슴이 두근거리는 증상도 있고, 안면홍조가 심한 경우도 있다. 그리고 불안초조나 우울감도 심해진다.

청소년들의 사춘기는 이차 성징이 시작하는 때이다. 여자는 14세 전후로, 남자는 16세 전후로 나타난다. 새로운 생명을 만들 수 있는 나이가 된 것이다. 호르몬 분비가 많아져서 여드름도 나고, 자기 비밀이 생기기 시작하면서 부모와 말도 하지 않으려 하고, 어른들이 하는 흡연과 음주를 흉내내 보고 그리고 자기 고집도 강해져서 부모나 교사가 대하기 힘들어한다. 이에 반하여 갱년기는 성 호르몬이 줄어들어 폐경이 되고 남성 기능도 약해지게 된다. 신체 전반적인 기능이 약해져서 통증도 늘고 염증도 많아진다. 심리적으로도 불안해지고 우울해지기 쉽다.

《황제내경》의 첫 편인 〈상고천진론〉(上古天眞論)은 사람이 아이를 낳을 수 있는 때를 설명하면서 사춘기와 갱년기를 알 수 있게 설명하였다. 오장육부 중 신(腎)의 기능을 인간의 건강을 설명하는 표준점으로 한다. 사람이 음식물을 먹어서 영양물질과 피가 만들어지고 여러 변화를 거치며 찌꺼기는 거르고 걸러 가지고 좋은 영양을 신장에 저장한다. 오장육부의 활동으로 만들어진 정미로운 물질이 신(腎)에 저장이 되고 또 골수를 타고 뇌에 올라간다. 그래서는 맑은 기운과 합해 가지고 여러 가지 신경활동이 이루어진다. 신체에 나타나는 영향은 신의 기능으로 판단하지만, 신이 잘 기능하기 위해서는 오장육부가 다 왕성해야만 한다.

여자는 7세에 신기(腎氣)가 성하여 이를 갈고 머리카락이 길게 자란다. 14세에 천계(天癸)가 이르고 임맥(任脈)이 통하고 태충맥(太衝脈)이 성하여 생리가 때에 맞추어 내리므로 아이를 가질 수 있다. 21세에 신기가 평평하고 고르게 되므로 사랑니가 나고 키가 다 자라게 된다. 28세에 근골이 단단해지고 머리카락이 자라기를 극에 달하고 신체가 건강해진다. 35세에 양명맥(陽明脈)이 쇠하여 얼굴이 초췌해지기 시작하고 머리카락이 빠지기 시작한다. 양명맥은 인체 12경맥 중 수양명대장경

(手陽明大腸經)과 족양명위경(足陽明胃經)의 맥으로, 소화 기능과 관련있는 경락이다. 42세에 양명맥이 위에서부터 쇠하여 얼굴이 더욱더 초췌해지고 머리카락이 세기 시작한다. 49세에 임맥(任脈)이 허해지고 태충맥이 쇠해져서 천계(天癸)가 다하고 지도(地道)가 통하지 못하므로 몸이 허물어져서 아이를 가질 수가 없게 된다.

　남자는 8세에 신기(腎氣)가 충실해져서 태발이 빠지고 새 머리카락이 자라며 유치가 빠지고 새로운 이가 나오게 된다. 16세에 신기가 왕성하여 천계가 이르고 정기가 넘쳐나며 음양이 화평해지므로 능히 아이를 가질 수 있다. 24세에 신기가 평평하고 고르게 되어 근골이 굳세고 강해지므로 사랑니가 나고 키가 다 자라게 된다. 32세에 근골이 융성해지며 기육(肌肉)이 충만하고 건장하게 된다. 40세에 신기가 쇠약해져서 머리카락이 빠지고 치아에 윤기가 적어지게 된다. 48세에 양기가 위에서부터 적어져서 얼굴이 초췌해지고 머리카락과 수염이 희끗희끗해진다. 56세에 간기가 쇠약해져서 근맥을 잘 움직이지 못하며 천계가 다하여 정(精)이 적어지고 신장이 쇠약해지며 몸이 모두 지치게 된다. 64세에 이와 머리카락이 빠진다.

　한의학에서 나이 드는 과정을 설명해 보았다. 갱년기 장애라는 병에 관해 이해를 하고 불안한 마음을 조금이라도 덜어내 보기를 바란다. 보통의 사람이라면 이런 정도의 과정을 겪으며 살아가고, 약한 사람이라면 이보다 못할 수 있으며, 《내경》에 따르면 도인은 능히 백세까지도 아이를 가질 수 있다고 하였다. 사람마다 조금은 정도 차이가 있다. 그렇지만 대체로는 다 비슷하다. 누구나 겪는다.

나이 오십이 되면 신체적으로만이 아니라 가정적으로도 사회적으로도 변화가 많은 시기이다. 가정에서도 자녀들이 대학에 다니거나 취업해 있어 부모로부터 독립해 나가는 때이다. 품 안의 자식이지, 다 커서 독립한 아이들은 더 이상 자식이 아니다. 그러다 보니 어머니들은 상실감이 생길 수 있다. 여성으로서 폐경이 주는 상실감도 있는데 자식들도 자기 곁을 떠난다고 생각하면 불안해지고 우울감이 생길 수 있다. 남성들은 직장에서 정년퇴직의 시기이기도 하다. 전문직이나 자영업을 하는 사람들은 아니겠지만, 역시 대개는 삶에 있어서 정력도 그렇고 사회생활의 능력도 그렇고 불안해지는 때이다.

메이지대학교 문학부 교수인 사이토 다카시의 《50부터는 인생관을 바꿔야 산다》라는 책이 있는데, 갱년기를 겪는 분들이 한번 읽어볼 만하다. 50세 이후에는 노화와 죽음도 다가오기 시작하고 이제까지 추구해왔던 인생의 목적이나 가치가 흔들리면서 한꺼번에 폭탄 터지듯 위기를 맞이하게 된다고 했다. 그래서 새로운 인생관을 찾아야 한다고 강조하고 있다. 혼자 있는 시간을 잘 보내는 최고의 방법은 뭐니 뭐니 해도 책을 읽는 것이라고 했다. 독서는 혼자서 하는 것이므로 혼자 있는 시간이 길수록 감사한 것이다. 아직은 에너지가 남아 있으므로 강한 훈련을 통해 얻은 건강한 체력과 정신력을 의롭고 선한 데 이용해야 한다고 했다.

　노인 환자분들이 한결같이 나이들면 불편한 게 한두 가지가 아니라고 말씀하신다. 맞는 말이다. 갱년기를 보내면서도 별다른 어려움 없이 지나는 사람도 있다. 아마도 성격도 편안하고 삶의 형편이 여유로운 분들이 그럴 것이다. 삶의 곡절이 많은 분일수록 갱년기 증상도 심하게 겪는다.

　나의 스승 무위당 선생님은 언제 어느 때나 마음을 다스리라고 하였으니, 갱년기에도 명상도 열심히 하고 욕심을 줄이라고 하셨을 것이다.

　갱년기 증상의 한방 병리는 아래는 차고 위로 열이 올라간 것이다. 오십대 많은 분들이 발이 시리고 얼굴에는 열이 많이 난다고 한다. 땀도 목과 머리에만 많이 나는 편이다. 우리 몸이 열을 내는 심(心)은 위에 있고 물이 많은 신(腎)은 아래에 있어 아래로부터 차가워지는 게 당연한 일이다. 갱년기 중상에 주로 쓰이는 처방은 심(心)을 안정시키고 열을 내리는 약재인 백자인, 연자육, 맥문동, 복신, 치자, 죽여, 현삼, 강황 등을 쓴다. 아래는 데워야 하므로 부자, 육계를 넣고, 가운데 중초도 약하므로 인삼, 진피, 사인, 건강, 대복피 등도 써야 한다. 울기(鬱氣)도 풀어주기 위해 사삼, 천궁, 길경, 갈근 등도 함께 쓴다. 한의학의 큰 치료법인 청상통중온하(淸上通中溫下)를 시켜야 한다는 말이다. 머리는 맑고 장부는 소통이 잘 되며 아래는 따뜻한 상태를 만들어 주어야 한다.

갱년기를 잘 보내기 위해서 주변 분들이 잘 도와주시면 좋겠다는 생각도 많이 한다. 고생하는 분의 마음을 이해해 주고 따뜻한 말, 노고를 치하하는 말을 해드리는 것이 필요하다. 그러한 말만으로도 치료에 퍽 도움이 된다. 갱년기 증상을 겪고 있는 분은 불안한 마음을 잠시라도 잊는 것이 좋다. 여러 가지 방법을 찾아 실천하고 노력하는 게 좋다.

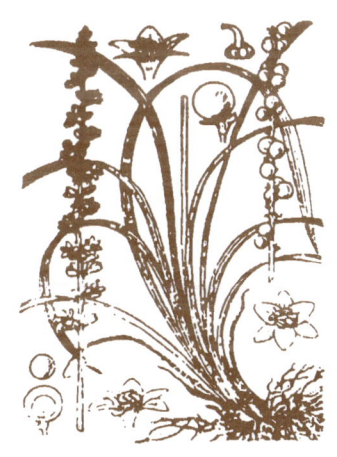

맥문동

눈의 노화 현상, 내장증(內障證)

어느 날부터 어두운 곳에서 책을 보거나 신문을 읽으면 잘 보이질 않아서 답답해하고 있으니까 친구가 돋보기를 써 보라고 했다. 내가 벌써 노안이 왔을 리 없다고 생각하면서 웃고 지나쳤는데 그게 아니었다. 돋보기를 써보니 그렇게 글씨가 또렷하게 보일 수가 없는 것이다. 안경을 쓰지 않고 지내온 나이기에 조금 놀랐고 이제는 돋보기에 의지하는 일이 많아졌다. 안경의 고마움을 늦게서야 알게 되었다.

노인분들을 보면 자식들이 백내장 수술을 시켜줘서 잘 볼 수 있다고 자랑하는 분들도 꽤 많이 만나게 된다. 건강의 상징에, 나이 들어서도 돋보기 쓰지 않고 신문을 보는 것도 들어간다. 요즘처럼 책과 인터넷, 티비에 과다하게 노출이 되어 있고 신경을 복잡하게 쓰고 살아간다면 건강한 눈을 가지고 노년을 맞기는 어려운 일일 것이라 생각한다. 백내장 수술이 보편화되어 있어서 간단하게 시력을 회복하게 할 수는 있지만 영구적 방법이 아니기에 완벽하다고 볼 수는 없다. 모든 병이다 그렇지만 하고 싶은 것을 하지 못할 때 겪는 불편함은 상당하다. 나이가 들수록 보고 싶은 것이 많아지는데 시력이 약해져서 진도가 나가지 않는 안타까움은 많은 분들이 느끼는 고통이다. 나이가 들어가면 시력이 약해지는 내장증(內障證)도 있고 조금만 찬바람을 맞아도 눈물이 줄줄 나는 증상도 나타난다. 눈의 노화 현상인데 불편도 하고 지저분하게 느껴지기도 한다.

한의학에서 눈은 간의 공규(空竅)가 되어서 모든 맥이 모여 있는 곳이라고 했다. 눈에 문제가 생긴다는 것은 신경이나 혈관의 활동이 잘 되지 않는다는 것인데, 생기의 정미로운 활동이 안 되다 보니 내장증이 생기게 된 것이다. 눈이나 귀는 정미로운 정기신(精氣神)이 많은 곳이므로, 한번 시들어 버리면 살리기가 어렵다. 정기신이란 생명력을 뜻하는 말로, 물질과 기운과 신경이 다 어우러져서 활동하는 것을 가리키는 한의학의 중요한 개념이다. 눈에 정명한 기상이 안 나타나는 것은 그만큼 생기의 활동이 위축되어 시들어 있음을 의미한다. 눈에 문제가 있다고 해서 눈만 치료해서는 잘 안 되게 된다. 눈을 건강하게 유지하려면 사물을 보거나 책을 볼 때에도 너무 긴장을 하여 용을 써 가지고 보는 것은 삼가야 한다. 그저 정기신을 똑바로 간직해서 정신을 차리되 편안하게 보는 것이 가장 좋은 방법이다.

내장증은 나의 정기신이 바깥으로 쭉 뻗어 나가야 되는데 그렇지를 못해서 생겨나게 된다. 생기가 안정(眼睛, 눈동자 한가운데)까지 잘 가지 못

하니 녹이 나고 김이 서린 것이다. 생기가 유리까지 밀어주면 유리에 빛이 환히 비칠 것인데 거기까지 도달하지 못하니 내장증이 나타나게 된다. 내장증은 염증이긴 하지만 아프지는 않다. 눈을 자세히 들여다 보면 흐릿한 안개가 낀 것 같은 형상도 있고, 오래 들여다볼 것 같으면 가벼운 연기가 모락모락 피어나는 것 같은 것도 있고, 벌레들이 날아다 니는 것 같은 것도 있고, 허공에 거미줄 같은 것이 처져 있는 경우도 있다. 먼저 한쪽 눈에 오고 나중에 다른 쪽 눈에까지 오게 된다. 내장증을 다스릴 때에는 부부생활도 삼가고 마음을 편히 하고 약을 천 첩 정도 써줘야 한다. 천 첩이면, 아침저녁으로 복용하여 2년에서 3년을 먹는 양이다.

생기가 부족해서 온 것이므로 음증이니, 양기를 많이 도와야 한다. 신원(腎元, 신의 원기 곧 콩팥 기운)이 모자라서 온 것이라고 하는데 생기가 부족하다는 말이다. 콩팥만의 문제가 아니라 수승화강(水升火降, 물기는 올라가고 불기는 내려온다는 말로, 심心과 신腎의 소통)이 안 되어서 그렇다고 봐야 한다. 심이 초조증을 내어 기운이 위로 떠서 눈병이 된다. 신이 차가워져서 심의 기를 압박해도 심이 할 수 없이 기운이 뜨게 되어 눈병이 온다. 이럴 때는 맥을 살펴서 청상(淸上, 뜬 기운을 내려주어서 맑게 해줌)을 좀 해주면서 온하(溫下, 아래의 기운을 데워줌)를 꼭 해주어야 한다.

내장증의 처방에는 간신(肝腎)을 돕는 구기자, 토사자, 복분자와 습기를 보는 복령, 하수오를, 소통제로 석창포, 백질려, 목적, 밀몽화,

화초를 쓰며, 양기를 도와주는 부자와 육계를 쓰며, 염증을 달래주는 감국, 결명자, 황련을 쓰고, 비위(脾胃)의 기운을 돕는 인삼과 진피 등을 사용하여 치료한다. 신경이 초조한 현대인들에게는 백자인이나 맥문동 같은 윤제(潤劑, 윤택한 약재)도 필수적이다.

사람을 대할 때 그 사람의 눈을 보면 그 사람의 정신이 바른지 바르지 못한지를 알 수가 있다. 의사도 그의 눈을 보면서 진찰을 하게 된다. 기운이 없는 사람은 반드시 눈이 처진다. 초롱초롱하지를 못하고 처진다. 눈은 생기를 살피기 가장 좋은 곳이다. 눈의 노화가 빨리 진행되는 시절이다. 병의 원인이 오장의 생기가 약하여 정미로운 물질이 부족하여 나타났다고 하였으니, 불편하다고 탓하지만 말고 대책을 찾아 노력해야 한다. 더 큰 병으로 진행하기 전에 생기를 잘 지켜야 한다.

귀에서 소리 나는 병, 이명(耳鳴)

우리 몸 감각기관 중에 귀하지 않은 것이 하나도 없지만 듣는 일을 하는 귀는 정말 중요하다. 밖으로 보이는 귀 모양이 아니라 듣는 것, 청력 말이다. 세상에서 나는 소리를 듣는 것이 귀의 역할인데, 나지도 않는 소리를 듣는다면? 그게 문제이다. 물론 가끔씩 귀에서 윙— 하고 울리는 소리를 들을 때가 있다. 허기가 졌을 때, 피로할 때, 신경이 예민해졌을 때, 비행기에 오를 때, 높은 곳에 올랐을 때, 바람을 오래 쏘였을 때 그렇다. 그러나 이럴 때를 빼고 평상시에도 귀 안에서 울리는 소리를 듣는 경우가 있는데 이런 병을 이명증(耳鳴症)이라고 한다. 특히 조용히 있을 때 더 소리가 나서 잠을 자기 어렵다. 집중해서 일해야 할 때 방해를 받아 일상 업무에도 지장을 받기도 한다.

이명증 중에도 뚜렷한 병변이 있어 그러한 경우에는 치료방법이 있지만, 대부분의 경우는 신경성이거나 노화가 원인이어서 달리 특별한 치료법이 없을 때가 있다. 요즘은 스트레스로 인해 귀에 병이 드는 경우가 많은데, 돌발성 난청 따위로 고통받는 사람들이 많다. 이런 경우는 응급을 요하는데 차일피일 미루다가 청력을 잃는 경우도 있으니 주의해야 한다.

우리 몸은 오행의 기운이 있으므로 오장을 가지고 있다. 간심비폐신(肝心脾肺腎)의 오장은 또 각각이 주관하는 오관(五官, 눈 코 입 귀 혀)이 있다. 간은 눈을, 심은 혀를, 비는 입을, 폐는 코를 그리고 신은 귀를 주관한다. 귀는 양쪽으로 열려 있어서 다 받아들일 수 있는 곳이다. 그래서 저장의 장기인 신과 관계가 있다. 사람이 병들어 의식이 없는 것 같을 때도 귀로는 들을 수 있어 몸이 반응하는 경우도 있다. 우리 몸의 감각이 가장 늦게까지 기능을 하는 것이 듣는 일이라고 한다. 그래서 아무리 죽은 사람이 이미 운명하셨다고 생각해도, 잘 돌아가셨다는 말을 하면 안 된다고 한다. 돌아가시는 순간까지도 사람의 말을 들을 수 있으니 죽는 사람이 서운한 마음을 품고 떠나게 하면 안 된다. 청력 기능이 마지막까지 작용하는 것도 신과 관련이 있어 그러한 것이다.

귀로 지나가는 경락(經絡, 우리 몸 안에서 생기가 지나다니는 통로, 해부학적으로는 혈관과 신경을 통틀어 가리킴)은 담(膽)과 삼초경(三焦經)이다. 담은 우리가 어떤 일을 결정할 때 작용하는 장부다. 신경이 예민해서 시비지심(是非之心)이 많은 아이들이 중이염에 많이 걸리는 것도 이 담 경락에 부하가 걸려서 그러는 것이다. 삼초(三焦)는 우리 몸의 생기를 집합한 기능을 말한다. 삼초경에 이상이 있는 것도 예민한 성격이라고 보면 된다. 귀도 신경이 많이 모인 곳이어서 생기가 거스르게 되면 기운이 뜨면서 신경을 흔들어 이명을 만드는 것이다. 귀에 병이 오는 경우는 신(腎, 콩팥) 기능과 소양경락(少陽經絡)인 담과 삼초경의 이상이 대부분이다.

외부적인 이유로는 풍한사기(風寒邪氣, 인체에 해를 줄 정도의 차가운 바람)가 가장 많다. 나이가 들면 몸에 진액이 마르게 된다. 같은 풀이라도 수분이 많은 풀보다 마른 풀이 더 비벼대는 소리가 크듯 뇌의 수액이 부족한 노인이 아무래도 이명증이 생기기 더 쉬운 게 이런 까닭이다. 이런 이명증에는 뇌수를 불려주는 약인 구기자, 백자인, 토사자 등을 써주고, 신경을 통해 주는 석창포, 복신을 쓴다. 그리고 신의 기운을 돕는 부자나 육계를 처방한다. 나이가 들어 신의 기운이 허랭(虛冷)해져서 기가 위로 자꾸 올라서 생기는 이명증에는 토사자나 산수유를 쓰고 두충이나 우슬을 인경약(引經藥, 필요한 경락으로 이끌어주는 약재)으로 쓴다. 찬 기운이 들어와 기운이 위로 떠서 생긴 이명증에는 하수오, 만형자, 세신, 계지, 천오를 기운을 내려주고 찬기를 발산해주는 약재로 처방한다. 중초(中焦)의 습열(濕熱)과 하초(下焦)의 한습(寒濕)이 만나서 생긴 이명증에는 오수유, 창출, 진피, 건강 등을 주약으로 사용한다. 신경이 예민해서 늘 초조불안한 사람의 이명증에는 신경을 안정시키는 백자인과 복신을 쓰고 혈액의 영양과 기운을 돕는 당귀와 기운 보충제인 인삼을 쓰면서, 신경을 통해 주는 석창포, 간열을 내려주는 결명자 그리고 신(腎)의 기운를 데워주는 부자, 육계를 쓴다.

동굴 같은 데 들어가서 소리를 지르면 울리게 되는데 그것은 동굴이 막혀서 소리가 통과하지 못하기 때문이다. 이명증은 생기가 막혀 있고 신경조직이 말라서 생긴다. 통해주고 불려주는 약을 써야 나을 수 있다. 이명증을 치료하지 못한 채 오래되면 귀가 멀게 될 수도 있다. 소리는 홀로 나지 않고 부딪쳐야 난다. 나의 생기가 지나가려 하는데 막고 있는 것이 있거나 이런 마음 저런 마음이 서로 얽혀서 내 스스로 충돌을 일으켜 소리가 나는 것이다. 나이 들고 신경이 예민해져서 생긴 병이지만 한의학에서는 다양한 원인과 그에 따른 처방이 제시되어 있다. 세상일이 복잡해지면서 병의 원인도 점점 다양해지고 있다. 치료의 가장 빠른 방법은 원인을 파악하는 것이다. 텅 빈 마음, 그래서 기운이 쭉쭉 통과할 수 있도록 하는 게 좋다.

뱃속에서 소리 나는 병,
장명증(腸鳴證)과 용수증(涌水證)

배에서 소리가 나는 것은 누구나 한두 번쯤은 경험하는 일상적인 증상이지만 이 소리 때문에 심각하게 고민하는 사람들이 꽤 있다. 평소에는 신경을 쓰지 않아도 되지만 중요한 사람을 만나거나 조용한 장소에 있을 때 배에서 소리가 나면 여간 난처한 일이 아니다. 이렇게 배 안에서 꾸르륵 소리가 크게 나는 병을 장명증(腸鳴證)이라고 한다. 음식물이 원활하게 소화되지 못해 장에서 소리가 나는 것이다. 비장(脾臟)의 기운이 허약해지면 배도 그득하게 되고 장에서 꾸룩꾸룩 우는 소리가 난다. 비장의 기가 허해지면 몸에 차가운 습기가 차게 되고, 차가운 습기를 덥히기 위해 열이 발생한다. 이렇게 찬기와 열이 부딪치면 장에 물기가 고여서 꾸르륵 소리가 나게 된다.

또 폐의 기운이 신장까지 미치지 못하면 신장이 자연히 차가워진다. 호출심폐 흡입간신(呼出心肺 吸入肝腎)이라고 해서, 생명을 유지하기 위해서는 호흡이 밖으로 시원하게 나가고 안으로는 신장에까지 이르러야 한다. 오장의 기능이 정상이어야 하고 마음이 평온해야 한다. 폐의 찬 기운이 신장에 영향을 주면 물이 위로 올라오는 용수증(涌水證)이 되기도 한다. 용수증이 있는 사람은 배에 물이 있기 때문에 배가 '물렁물렁'하다. 물이 대장에 멈춰 있으니 그럴 수밖에 없다. 음식이 위에 들어가서 전부 다 영양과 진액을 만들고 남은 찌꺼기들을 하나도 남김없이 배설을 다 하면 물기가 장에 머무를 리 없다. 대장이 차가우면 신장에 기운이 덜 가 배에서 소리가 난다고 하지만 굽이가 많은 소장에서는 더 소리가 커지게 된다. 그래서 대장과 소장을 합해서 봐야 치료를 제대로 할 수 있다.

배에서 소리가 나는 장명증이나 물이 생기는 용수증 모두 오장의 기운을 다 살려주어야 한다. 증상은 간단해 보여도 치료는 쉽지 않다. 장명증은 오장육부의 활동이 둔해져 수분이 흡수되지 않고 위장에서 넘치거나 그냥 아래로 내려가 버려 발생하는 병이기 때문에, 생기를 데우고 비위(脾胃)를 활동시켜 치료한다. 음식이 들어가 완전히 소화가 되는 이치는 연료가 연소되는 이치와 똑같다. 연료가 완전 연소되면 공해 물질이 생기지 않듯이 우리 몸에 들어온 음식물도 완전히 소화되면 지방 덩어리나 습기가 쌓이지 않는다. 그러면 몸에 병이 나지 않고 건강한 것이다.

장명증은 여러 경우가 있다. 배가 그득하면서 소리가 많이 나는 경우에는 진피와 산사, 창출, 후박으로 음식물의 소화를 돕고, 부자, 육계, 오수유로 장을 데워준다. 복령과 택사로 물기를 빼주는 처방을 쓴다. 위장의 습기를 다스려야 하는데 위장이 약해서 창출을 쓰기 어려운 사람에게는 하수오나 구기자로 장을 부드럽게 하면서 의이인으로 위장을 다스려야 한다. 역시 장을 데우는 데는 부자와 육계를 쓰고 신경이 통하게 해주는 석창포를 함께 처방한다. 대복피와 지실도 조금 넣는다. 육계, 부자로 장을 데우는 약의 군약(君藥, 처방의 중심이 되면서 가장 많이 들어가는 약재)으로 쓰는 경우가 있는데, 장의 어느 부분이 막혀서 안 내려가면서 살금살금 아플 때이다. 이 밖에도 매우 다양한 경우가 있다.

오장육부가 제대로 활동을 하여 음식물을 소화한 후 전부 영양소로 만들면 장에서 소리가 날 리 없다. 이것을 파악해서 내 생명력과 칠정(七情)에 영향이 어떻게 오면 소리가 나게 되는지를 근본으로 보고 잘 잡아서 치료해야 한다. 장에서 소리가 나는 증상을 기본으로 삼는 게 아니라는 뜻이다. 내 생명력이 어디어디에서 이상이 있고 약해져서 그 영향으로 장명증이 되는구나 하는 것을 보아야 한다는 말이다. 줄기를 잘 잡고 다스려야 한다. 배에서 소리가 나는 것을 별것 아닌 것으로 무심히 지나칠 일이 아니고, 다른 병으로 가기 전에 나타나는 오장의 허증(虛證)으로 보고, 미리미리 다스린다면 큰 병을 예방할 수 있다. 일상생활에서 장명증 다스리기에 도움을 주는 것으로는 스트레칭과 심호흡하기가 있다. 거처를 환기시켜 주는 것과 따뜻한 차를 마시는 것도 도움이 된다.

치질, 말하기 어려운 고통

　환자의 고통을 가장 잘 이해하는 방법은 아마도 직접 병에 걸려보는 것일지도 모른다. 의사가 병에 걸리면 안 된다는 말도 있지만 말이다. 내가 한의사가 되기로 결심한 데는 어머니의 병을 고쳐보겠다는 마음이 있어서였다. 나도 건강한 몸이 아니라 어려서부터 이런저런 병들로 고생을 했다. 비염과 과민성 대장증세, 만성 피로 등.
　장이 약해서 변이 정상이 아닌 경우가 많았다. 우리 몸은 기후의 영향을 받고 음식으로부터도 영향받고 피로한 일들로도 허약해지고 병이 든다. 나도 설사가 잦은 편이다. 그러다 보니 7년 전쯤 항문에 통증을 느껴 항문외과에 다녀왔는데 치질이 있어서 수술을 해야 한다는 것이다. 그러나 일상생활에 지장을 받을 정도는 아니어서 그냥 지내왔다. 그런데 한 달 전에 본격적인 통증과 함께 치질이 밖으로 밀려나왔다. 여러 이유가 있었겠지만 최근에 자전거를 매일 탄 게 영향을 미친 듯했다.

군의관 시절, 외과 군의관과 치질에 관해 이야기를 나눈 적이 있다. 양방에서는 복압의 증가로 혈관과 살이 밀려 나온 것으로 본다고 하였다. 변비, 임신, 오래 앉아서 하는 일, 자전거 타기 등이 복압을 증가시킬 수 있다. 요즘 한의원에 치질로 치료받으러 오는 경우는 거의 없다. 항문외과에 가서 치료하는 것이 대세가 되었다. 흔하게 치질에 대처하는 방법으로 좌욕이 있다. 초기에는 도움이 되겠지만 치질의 정도가 심하면 좌욕으로는 효과를 내기가 어렵다.

한의학에서는 치질의 원인으로 차가운 기운과 습기, 그리고 음식에 의해 장이 상하는 것을 든다. 장이 원래 약한 사람이거나 신경을 많이 쓰고 살거나 요즘처럼 장시간 앉아서 생활하면 장의 근육과 혈관이 약해진다. 그런 상태에서 찬 음식을 먹거나 찬 기운을 많이 접촉한다거나 하면 장이 차가워지고 이어서 장에 습기가 생기게 된다. 거기에 과식을 하거나 딱딱한 음식이 들어가면 장이 헐게 된다.

그래서 한의학에서 장의 치료는 피를 순환시키기 위해서 기운을 먼저 활동시키는 약을 쓴다. 피가 스스로 움직이는 것이 아니고 기운이 있어야 움직이기 때문이다. 장의 기운을 도와주고 데워주는 부자는 필수이다. 장의 습기를 줄여주는 창출도 주요 약재이다.

내장 전반의 활동력을 높여주는 건강과 육계를 쓰고 장의 기운을 통하게 해주는 진피와 후박, 대복피, 빈랑도 넣는다. 대장이 아래에 있는 장기이니 지유가 들어가서 장에 있는 혈관의 열을 치료하고 약들을 대장으로 인도한다. 대체로 이런 정도의 병리에 따르는 약을 사용하고 환자 특성을 보아가며 약을 가감하여 치료한다. 내 경우에는 기본 처방에다 오수유를 더하여 장의 한습(寒濕)을 줄이고 인삼으로 기운을 돕는 처방을 썼다.

치질이 밖으로 처음 나올 때는 앉아도 서도 누워도 통증이 있었다. 하루쯤 통증이 있었지만 이틀 후부터는 통증은 감소하였다. 나온 치질이 금방 줄지 않아서 생활에 불편함이 있으니 조심스럽게 지냈다. 외과적 영역이라 한약이 어느 정도 지나야 효과가 나는지 알 수 없었기 때문에 기다려볼 수밖에 없었다. 한약을 꾸준히 복용하고 이십 일이 지나면서 치질의 크기가 줄어들기 시작했다. 스스로 경험하면서도 놀라웠다. 실제로 치료 효과를 경험해 보면서 한약의 병리와 약리가 역시 대단하다는 생각을 가지게 되었다.

내 스스로 건강을 유지하는 데 게을리하지 않았나 반성도 했다. 미리미리 약을 써서 병을 키우지 말았으면 좋았을 거라는 생각도 했다. 그래도 병의 과정과 치료의 경과를 이해하는 데는 의사 본인이 경험하는 것이 확실하구나 싶다. 나이가 들수록 불편한 것이 늘고 있다. 더욱 건강관리에 힘써야겠다.

피부가 붉게 부풀어 오르는 두드러기, 은진증(癮疹證)

눈에 띄지 않는 병도 많지만 피부에 나타나는 병은 다른 사람이 금방 알아볼 수 있어서 더욱 신경이 쓰이게 된다. 마치 괴물처럼 온몸의 피부가 붉게 부풀어 오른 모습은 그 순간이 짧더라도 남에게 보이고 싶지 않을 것이고, 자기의 모습에 본인 스스로도 몹시 놀라게 된다. 상한 음식을 먹고 난 후, 격하게 감정이 폭발한 후, 피로가 많이 쌓여 있을 때, 감기 뒤끝에 이런 증상이 올 수 있다.

한의학에서 피부는 폐의 기능과 연관해서 보고 있다. 폐는 공기를 다루고 있는 장기로서 가장 맑은 기상을 가지고 있다. 계절적으로는 가을이 폐의 기상을 표현한다. 여름의 왕성한 활동을 갈무리하면서 기운이 뿌리로 돌아가게 하는 수렴의 활동력을 말한다. 우리 몸의 피부는 가장 건조하고 예민한 조직이다. 피부는 바깥의 기운을 막아주고 안의 기운이 새어나가지 않게 하는 역할을 한다.

폐는 '화생토 토생금(火生土 土生金)'이라 하여, 심기가 위를 살려주고 비위의 영양이 폐에 공급되는 과정이 원활해야 산다. 화는 심장, 토는 비위, 금은 폐를 가리키는데, 오장과 오행의 관계로 이러한 협력의 과정을 설명한다. 심장의 따뜻한 기운이 비위를 활동시켜 영양을 만들어 폐에 공급한다. 피부는 폐에 속해 있으니 폐의 성능을 알고서 폐와 합해서 살펴보아야 한다. 폐는 조한(燥寒)하다. 조(燥)는 피부가 건조한 정도가 지나친 것을 말하며 한(寒)은 피부의 생기가 약해서 차가워진 상태를 말한다. 피부의 기능을 정상화하기 위해서는 심기가 따뜻하도록 도와주고 영양이 정상적으로 공급되도록 하기 위해 비위를 살려주어야 한다. 조는 토가 살려주고 한은 화가 살려준다. 그러므로 피부도 마찬가지로 화(심장)와 토(비위)를 보아주어야 한다. 화생토 토생금이 자연스럽게 되어야지 피부가 윤기가 나고 따뜻하고 부드럽다. 그러므로 피부 환자를 볼 때에는 건조한 기운이 많은가 습기가 많은가, 아니면 한이 많은가를 가려보면서, 경우에 맞게 치료해야 한다.

피부질환은 폐의 기상을 먼저 알아야 한다. 가을의 조한한 기상을 이해해야 피부병을 잘 치료할 수 있다. 음식을 소화시킨 후 김들이 상부로 올라가서 코를 통해 들어온 산소를 만나 좋은 영양이 만들어져 온몸의 조직에 영양을 공급하게 된다. 그러므로 피부질환을 치료할 때에도 심기의 영향 상태, 소화 상태, 외기의 영향 상태, 기혈의 정도를 살펴야 한다. 우리가 초조하게 되면 피부가 가렵거나 거칠어지면서 좋지 않게 된다. 초조하게 되면 생명력이 많은 활동을 하게 되어 건조해지면서 염증이 일어나서 그렇게 되는 것이다. 힘을 많이 쓰거나 신경을 많이 쓰는 경우에 우리는 피곤해진다. 기혈이 지치게 되는 것이다. 수고를 거듭하면 기혈이 활동을 많이 하다가 후덥지근하게 된다. 그러면 기운이 지쳐 땀이 난다. 활동한 상태에서 기운이 지치면 습기가 발생한다. 기운도 지치니 조직도 기운이 지쳐서 수렴을 잘 할 수 없게 된다. 찬바람을 맞으면 조직을 닫아야 하는데 이렇게 지쳐 있을 때에는 못 닫아서 습기가 어리게 된다. 모세관에 한습(寒濕, 차갑고 지나치게 축축한 상태)이 어리어 염증을 낸다. 한습이 어리더라도 자기 마음이 편할 것 같으면 염증이 덜할 것이다. 그런데 신경에 울기(鬱氣)가 있으면, 한습과 울기가 합쳐져서 공규(空竅, 생기의 출입 통로, 눈, 코, 입, 귀, 생식기, 항문)를 막게 된다. 그러면 막힌 곳이 빨갛게 붇거지게 되는 것이다. 두드러기는 습기가 있는 사람이 마음이 복잡하면 애를 쓰니 울증이 생겨 염증으로 가려운 것이다. 습기가 배설이 안 되고 피가 응체가 되어 염증이 나니 피부로 나가는 것이다.

두드러기, 곧 은진증(癮疹證)은 비위(脾胃)에서 주로 병이 되게 된다. 비위의 염증은 피육(皮肉)에 잘 퍼지므로 더운 기운이 영위(榮衛, 생기의 안과 밖의 활동공간. 안의 활동은 영기榮氣, 바깥활동은 위기衛氣)로 나갈 때 바깥 바람에 막혀서 생기는 병이다. 은진은 비위를 보면서 피부를 봐야 한다. 피부지간에 은은하게 나므로 은진이라고 한다. 은진에 걸려서 오는 사람은 대개 기운이 순조롭게 돌지 못하고 정기신(精氣神)이 위축되어 있는 경우가 많다. 비위에 속하니 우사비(憂思悲, 우울, 복잡한 생각, 비관이나 불만)하게 되면 울(鬱)이 되어 기운이 잘 퍼져 나가지를 못하는데, 그렇게 오는 병이다. 예전의 은진은 비위의 습기와 바깥기운을 다스리면 됐지만 지금은 정기신을 많이 봐줘야 한다. 그래서 백복신이라는 약재가 좋다. 이전에는 많이 쓰지 않았지만 지금은 많이 쓰는 것이 좋다.

두드러기는 습기로 인해서 나타나는 병이다. 두 가지 경로로 온다. 스트레스, 우울함, 슬픔, 걱정, 불안감 등의 감정이 조절이 영 안 되거나, 지나친 과식이나 편식, 불규칙한 식습관 등으로 식생활 조절이 잘 안 되는 때에 기체(氣滯, 기가 체함)가 일어나는 것이다. 기체로 인해 속이 부글부글 끓을 때 진피, 사인, 후박, 대복피, 건강을 써서 중초(中焦, 비위. 소화 기능의 자리)의 기체를 풀어주고 창출, 복령으로는 습기를 줄여준다. 인삼으로 허약한 비위의 기능을 도와주고, 지실을 써서 중초의 기운을 진정시켜 준다. 택사로 이수시키면서(利水, 오줌누는 것을 편하게 해줌. 이뇨 작용과 같은 말), 치자로 염증을 달래주는 처방을 하면, 어렵지 않게 치료할 수 있다. 요즘같이 복잡한 세상에는 울기(鬱氣)가 많이 생길 수밖에 없다. 습기를 줄이는 꾸준한 운동과 식생활의 절제 그리고 집착하지 않는 마음의 자세가 두드러기가 생기지 않게 하는 예방법이다.

조울증에 관한 이해

사회가 발전할수록 신체 질환보다 정신에 병이 드는 경우가 늘고 있다. 우울증이라는 병을 문명병이라고도 한다. 먹고 사는 일이 급한 경우에는 정신에 신경 쓸 여유가 없어서인지 우울증은 선진국에 더 많은 편이다. 자살률도 잘사는 나라에서 더 높은 편이다.

노자에 "뜨는 혼(魂)과 가라앉는 백(魄)을 하나로 품어 능히 갈라짐이 없겠는가[載營魄拘一 能毋離乎]."라는 구절이 나온다. 정신 활동도 뜨는 것이 있고 가라앉는 것이 있다고 본다. 한의학에서는 혼(魂)은 봄의 기상을 가진 간(肝)과 연관되어 있고 백(魄)은 가을의 기상을 가진 폐(肺)와 관련이 있다. 혼이 과하게 활동하면 산만하고 정신이 없다. 백이 과해지면 활동을 하지 않으려 하고 매사에 의욕이 없게 된다. 너무 떠도 안 되고 너무 가라앉아도 안 되니 마음의 중심을 잡아 적당하게 하나로 정신을 써야 한다고 노자는 말한 것이다.

사회란 여러 사람이 함께 살아가야 하므로 자신의 감정을 잘 조절해야 한다. 그렇지만 정신 에너지가 과하거나 창의성이 뛰어난 사람들은 사회적 구속에 어려움을 겪게 된다. 물론 뇌 조직에 손상을 입어서 그런 경우도 있다. 뛰어난 예술작품을 만든 작가들 중에도 조울증이 심한 사람들이 있다. 정신 활동이 흥분된 조증(躁症)일 때 상상력이 뛰어난 작품을 만들었다고 한다. 울증(鬱症)일 때는 너무 무기력했다고 한다.

일반적으로 조울증이라고 알려져 있는 마음의 병을 양의의 정신과에서는 '양극성 장애'라는 병명으로 부른다. 양극성 장애는 기분, 에너지, 생각과 행동에 극단적인 변화가 일어나는 것을 특징으로 하는데, 치료 가능하다. 양극성 장애를 조울증이라고 하는 이유는 조증과 우울증의 양 극단을 오가며 둘을 다 경험하는 것이 특징적 증상이기 때문이다. 이러한 기분 변화는 수시간, 수주 또는 수개월 동안 지속되기도 한다.

우울증처럼 흔하지는 않지만, 전인구의 1% 정도는 평생에 한 번 양극성 장애를 앓는 것으로 알려져 있다. 조울증은 대개 청소년기 말에 병이 생겨 우울증의 모습으로 나타나는 경우가 많다. 더 이른 시기인 아동기에 올 수도 있고 노년기에도 나타날 수 있다. 남자와 여자의 조울증 발생률은 차이가 거의 없지만, 남자는 주로 조증의 형태로, 여자는 주로 우울증의 형태로 나타나는 경우가 많다.

한의학의 음양이론으로는 음(陰)이 양(陽)을 제어하지 못하면 광증이 있게 되고, 양(陽)이 음(陰)을 이기지 못하면 오장끼리 다투어 구규(九竅,

눈 귀 코 입 생식기 항문 등)가 통하지 못하게 된다고 하였다. 광증이 심하면 옷을 벗고 뛰어다니며, 높은 곳에 오르고 노래하며, 혹은 며칠 먹지 않고도 담을 뛰어넘고 지붕에 올라가는데, 이때 올라가는 곳이 모두 평소에 못 올라가던 곳이다. 막말을 하고 꾸짖고 욕하는 것이 친한 사람과 낯선 사람을 가리지 않게 된다. 조증에 해당하는 증상이 많다.

현대인들은 우사비(憂思悲, 우울해지고, 걱정과 생각이 많고 그리고 비관에 쉽게 빠짐)가 많아 다들 연약하다. 우사비가 없이 살아가는 사람은 적을 것이다. 정신과 의사 정혜신 선생은 우울은 도저히 넘을 수 없을 것 같은 높고 단단한 벽 앞에 섰을 때 인간이 느끼는 감정 반응이라고 했다. 인간의 삶은 죽음이라는 벽, 하루는 24시간뿐이라는 시간의 절대적 한계라는 벽 앞에 있다. 삶은 벽 그 자체다. 그런 점에서 모든 인간은 본질적으로 우울한 존재라고 했다. 그러므로 우울은 질병이 아닌 삶의 보편적 바탕색이다. 병이 아니라 삶 그 자체라고 했다.

《내경》에서는 음양을 고르게 해야 한다고 말한다. 감정도 고르게 조절해야 건강한 것이라고 했다. 그런데 그 경지가 성현들 수준이어야 하니, 감정의 기복이 있는 것은 일반 사람들에게는 피할 수 없는 일이다.

서양의학에서 조울증은 항우울제나 신경안정제의 장기 복용으로 치료하고 있다. 한의학은 생기를 도와주고 몸과 마음의 평온함을 유지시켜 주는 여러 가지 처방을 쓴다. 치료를 해보면 정신적 질환의 치료가 쉽지는 않다. 환자와의 소통에 어려움이 많다. 오래 신뢰를 쌓으면서 꾸준히 치료해야 한다. 침도 맞고 한약도 먹어가면서 차분히 꾸준히 치료하면 차츰차츰 호전된다. 균형을 찾고 생기를 되찾아갈 수 있다. 환자의 정상적인 사회생활을 위해 여러 가지 방법을 써야 한다. 양방의 도움도 필요하고 한방의 도움도 필요하고 마음 수련도 필요하다. 여러 가지가 다 힘을 합하여 환자의 손을 붙잡아 주는 게 좋을 듯하다.

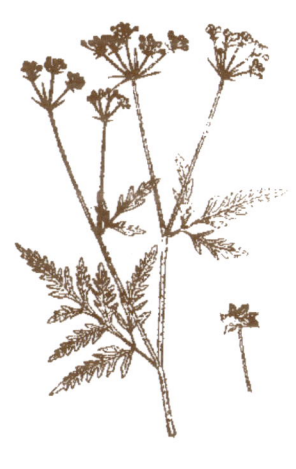

사상자

화병이 참으로 많다

중년이나 노년 여성분들에게 진맥을 하면서 화병이 있느냐고 물어보면, 대부분은 그걸 어떻게 아느냐고 신기해한다. 그런 것도 맥에 나오냐고 감탄하는 분들이 있다. 우리 나이 드신 여성분들 중에 화병이 없는 분은 적다. 한국이 유교 전통이 강해서 여성들에게 강압을 사용한 면이 많았기 때문이다. 남존여비의 사상이 강해서 아들은 귀하게 대접하고 일을 시키지 않으면서 며느리에게는 온갖 궂은일을 시키면서 말대꾸도 못 하게 하였으니 말이다. 자기표현을 못 하고 억울한 마음을 오래 참게 되면 병이 난다. 오래되면 오래될수록 병증이 심해진다. 소화가 안 되고, 머리가 아프고, 배가 뭉치고, 배에 가스가 차고, 가슴이 답답하고, 불안하고, 의욕이 떨어지고, 얼굴에 열이 나고, 꿈도 어지럽고 늘 피곤하다. 이런 증상이 있을 때 '화병'이라고 한다.

오래전부터 우리 한의원에 오시는 팔십 넘은 여성 노인 환자분이 있는데 전형적인 화병 환자이다. 스물도 채 되기 전에 나이 차가 있는 남편분을 만나 결혼하였다. 결혼해서 홀시어머님을 모시고 살았다고 한다. 남편분은 독자이고 시어머님의 시집살이가 몹시 심했다고 한다. 나중에는 시어머님이 치매에 걸려서 병수발을 드는데 대소변을 받아내는 고생도 하셨다. 이 아주머니는 딸만 다섯을 낳으셨다. 그래서 시어머니와 남편에게 구박을 당했다고 한다. 지금 다섯 딸들의 효성은 지극하다. 인생은 모르는 일이다. 최근 몇 년은 남편분이 당뇨와 합병증으로 시력도 나빠지고 기력이 쇠약해져서 한 달 넘게 설사를 하고 식사를 거의 못 한 적도 있다. 그래도 따님들의 적극적인 간병으로 치유가 많이 되었다. 남편분은 환자라고 왕처럼 손도 까딱하지 않는다고 아주머니는 한숨을 쉬신다. 시어머니, 남편, 딸들까지 자기 속을 알아주는 사람은 없다는 것이다. 아무 의욕이 없고, 먹고 싶은 것도 없고, 기운도 없고, 답답하고, 살기도 싫고 그리고 아픈 곳도 많다고 한다. 전형적인 화병 환자다. 한의원에 오셔서는 자기 이야기를 들어주는 곳은 여기밖에 없다고 하신다. 인정도 많고 재주도 많은 좋은 분인데 고생이 많아서 나도 안타깝게 생각하고 있다.

한국의 질병 분류에 화병이 들어 있다. 한의학에 '화병'이라는 이름의 병이 있었던 것은 아니다. 간기울화(肝氣鬱火, 간의 기운이 막혀 화가 쌓이는 증상)라는 것이 있고, 간담노화(肝膽怒火, 활동하는 기운이 많은 편인 사람이 마음에서 참아야 하는 것이 많아 화가 생기는 병)라는 병이 있다. 화병과 같은 것으로 볼 수 있다. 억울한 마음이 쌓여 생기는 병이 화병이다. 화병에도 외향적인 사람과 내향적인 사람은 증상이 다르다. 신경을 쓰면서 안으로 삭이는 내향적인 사람도 있고, 가만히 있지를 못하고 좌불안석이 되어 설치는 사람도 있다. 내향적인 사람들은 답답해하고 세상살이에 재미를 느끼지 못하는 경우가 많다.

기운이 승달(升達), 상하좌우로 활동하는 기상은 잘 되는데 심(心)이 안 받아주면 노화(怒火)된다. 승달이 지나치면 심의 활동에 영향이 가서 화기가 내려오는 것을 방해한다. 그러면 울기(鬱氣)가 생기고 위(胃)에 영향이 가고 위의 습기가 위로 올라가 습열(濕熱)이 생긴다. 간에 울기가 있을 때 습기가 많이 차고 울이 있다. 습기가 많이 차면 심화가 내려오지를 못하고 위로 올라가 버린다. 치료로는 심(心)도 돌봐주고 비위도 살펴보아야 한다. 화병에 대표적 치료 처방이 가미소요산과 청심연자음이다. 꾸준히 복용하면 도움받을 수 있다.

요즘 화병은 며느리 때문에 시어머니가 스트레스를 받아서 오는 경우도 생겼다. 직장 안에서 직장 상사나 동료에게 스트레스를 받아 생기는 화병도 있다. 권력이나 권위, 힘 그리고 재산을 가지고 상대에게 억압을 가하는 일이 오래되면 화병을 유발한다.

내가 화병을 앓는 분들에게 권하는 방법은 화를 조금씩 미리미리 방출하라는 것이다. 너무 쌓이면 폭발하게 되므로 좋지 않다. 마음이 통하는 사람과 이야기 나누는 것도 좋다. 걷기나 등산이나 수영을 하면 좋고, 노래 부르기나 독서나 명상이나 템플스테이도 권한다. 환자 중에 교회에 다니는 분인데 마음이 답답할 때 구례 화엄사에 가서 템플스테이를 하고 오면 건강이 좋아진다고 하는 분도 있다.

    화병을 앓고 있는 많은 분들이 유순하고 참을성이 있는 분들이다. 안타깝게도 시집살이를 몹시 당한 분들이 자기 며느리에게 또 모진 시집살이를 시키는 분들도 있다. 상대방의 입장에 서 보면 이해하는 마음이 들 텐데 그게 쉽지 않은가 보다. 한국 사회의 많은 문제점 중에는 대화나 토론이 부족한 것이 있다. 말을 들어주는 것으로 화병의 치료가 시작될 수 있다. 누구에게나 실수와 부족한 부분이 있으니 대화와 토론을 통해 가족 문제를 풀어가면 사회도 건강해질 수 있다. 마음속에 있는 말을 하거나 들어주는 사람이 있으면 화병이 풀리는 것을 진료 중에 경험하고 있다.

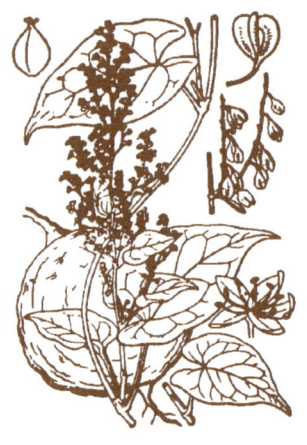

하수오

4부

겨울

藏

겨울, 닫고 저장하는 계절

겨울이 한창이다. 과학문명의 발달로 겨울에도 추위에 떨지 않고 잘 지내는 것 같지만 실제로는 그렇지 않다. 옛적에 군자는 겨울에 찬 기운에 상하지 않도록 집안에서 조용히 지내서 따뜻한 봄에 생기가 충만할 수 있도록 준비한다고 하였다. 우리는 사계절에 상관없이 밤낮도 관계없이 쉬지 않고 활동을 한다. 본래 겨울은 거두어 저장하는 때이다. 봄, 여름, 가을보다는 훨씬 적게 활동해야 한다. 참된 기운이 채워지기도 전에 써 버리니 늘 피곤하게 되는 것이다. 예전의 못 먹고 못 입던 시절에 비해서 수명은 늘었는지 모르지만 체력과 정신력은 많이 떨어져 있다. 자기의 수명을 사는 동안 온전한 정신과 체력을 가지고 사는 것이 제대로 사는 것이다. 자연의 순리를 거스르다 보면 커다란 재앙이 온다는 것을 누구나 알지만, 거스르지 않고 순응하는 사람이 요새는 드물다.

소문학(素問學)에서 겨울 석 달은 '닫고 저장한다'고 한다. 그래서 물이 얼고 땅이 벌어지게 된다. 이때에 양기를 흔들지 말라고 하였다. 밖에 나가 너무 싸대지 말고 내 생기를 흔들지 말아야 한다. 그런데 방이 뜨듯하니 오히려 겨울에 더 기운을 허비한다. 이렇게 하면 반드시 육칠십 돼서 신경통이 생기고 머리가 잘 아프게 된다. 겨울에는 일찍 자고 늦게 일어나야 한다. 해가 짧으니 거기에 맞게 자고 일어난다. 그리고 반드시 날이 훤히 새어야 일어난다. 겨울엔 방에 불을 넣고 여름엔 찬물에 목욕을 한다. 이것으로 심장과 신장의 성정을 알 수 있다.

겨울을 지내는 동안에는 내 뜻을 엎드려 있는 것같이 하고 숨어 있는 것같이 하면서 마치 내가 이미 얻어 가지고 있는 것같이 생기를 함부로 쓰지 않고 깊이 간직한다. 추운 데는 버리고 따뜻한 데 나아가 지낸다. 피부로 기운이 새어나가게 해서는 안 된다. 겨울에 아침 일찍 산에 올라가 땀을 뻘뻘 흘리고 나서 찬물을 덮어쓰는 사람이 있는데, 이런 행동은 건강에 해롭다. 이렇게 하면 우리의 생기가 충격을 받으므로 반드시 몸에 해로운 물질들이 생기게 된다. 목욕탕에서 더운물에 들어갔다가 차가운 물에 풍덩 들어가는 것도 역시 몸에 좋지 않다. 피부가 약한 사람은 피부염이 되기 쉽고 신경통에 걸리기 쉽다. 내 기운을 꼭 오그려 쥔다. 이렇게 하는 것이 겨울의 기운에 응하는 것이요 저장의 기운을 기르는 도이다. 가을부터 차츰 뿌리에 단단히 저장한다. 그러면 봄에 푸릇푸릇하게 싹이 올라온다.

겨울철 양생에 거슬리는 것 중, 활동을 과하게 하여 땀을 내는 행위도 있다. 감정을 많이 부리는 것도 거스르는 일이다. 그러면 신(腎)이 상하게 된다. 신장이 약해지면 봄에 생기가 늘어지고 오그라들게 된다. 겨울에 수장(收藏)을 잘하면 재료가 많으니 차츰차츰 묵은 데서 잘 커 올라갈 것인데 재료가 적으니 오그라들 수밖에 없다. 소문학의 양생법은 자연의 이치인 음양오행을 따르는 것이다. 양생법을 무시하지 말고, 될 수 있는 대로 마음 수양하고 잘 훈련하노라면 노인이 되어 죽는 날까지 큰 걱정 없이 살아가게 된다.

겨울철 감기 예방법

바야흐로 찬바람이 부는 계절이다. 반갑지 않은 손님도 함께 찾아온다. 우리와 너무나 친숙한 감기라는 병. 감기는 아주 간단한 것 같지만 또 가장 까다로운 것이기도 하다. 그래서 예방하는 것이 가장 좋은 치료법이다. 감기에 걸리지 않으려면 무엇보다 자기 기운으로 감기 기운을 눌러 이겨야 한다. 바깥기온이 우리 몸의 체온보다 낮은 경우가 대부분이다. 내 몸이 건강할 때는 바깥기온을 크게 느끼지 않지만 체력이 약해져 있을 때는 춥다고 느끼게 된다. 감기(感氣)란 말이 바깥기운을 느꼈다는 말로, 외기(外氣)에 내 기운이 졌다고 보는 것이다. 찬 기운만이 아니라 습하냐 건조하냐에 의해서도 내 기운이 억압을 받을 수 있다. 다른 기운보다 찬 기운이 우리의 생기를 가장 많이 병들게 한다.

요즘은 여름에도 감기에 잘 걸리지만 원래 추위가 가장 심한 겨울에 걸리기 쉬운 것이 감기이다. 아주 지독한 독감이 아니면 며칠 고생하고 낫게 되지만 딱 떨어지지 않고 오래도록 지속되는 감기 환자도 많다. 건강을 자랑하는 사람들이 흔히 감기 한 번 걸린 적 없다고 하는데, 맞는 말이다. 체력도 중요하지만 정신력이 강하면 조금 몸살 하는 정도로 감기가 지나간다. 체력이 좋았을 때는 감기가 무섭지 않지만 나이가 들수록 감기가 두려워지게 된다. 겨울철에는 일찍 자고 늦게 일어나고 햇볕을 많이 받고 기운은 너무 쓰지 않는 것이 좋다. 요즘은 그렇게 하기가 쉽지 않다. 그래도 되도록이면 겨울에는 바깥으로 움직이는 일을 줄이고 내면의 기운을 기르는 것이 좋다. 겨울에 기운을 잘 저장하고 있어야만 봄에 활발하게 활동할 수 있다. 현대인들이 봄이 되어 더 피곤한 이유가 겨울에 관리가 안 되었기 때문이다. 저녁에 잠을 편하게 자야 아침이 개운한 것과 같은 이치이다.

찬 기운에 내 몸이 상하면 열이 나고 두통이 생기고 오한이 들고 몸살이 난다. 콧물이 나오고 기침도 하게 된다. 예전에는 바깥공기도 강하고 사람들의 체력도 강해서 고열이 나는 감기가 많았지만 요즘은 크게 차지도 않은 공기에 상해서 오는 감기 환자가 많은데 열은 덜 나고 콧물과 기침이 오래가는 경우가 많다.

겨울철 감기를 예방하기 위해서는 앞에서 언급한 양생법을 참고하고 기본적으로 피로를 줄이고 위생을 철저히 하는 것이 중요하다. 손발만 잘 씻어도 많은 병을 예방할 수가 있다. 피로를 줄이는 데는 수면 시간을 늘이는 것도 필요하다. 현대인들, 특히 한국인들은 밤에 더 바쁜 것이 사실이다. 인터넷과 매체의 발달로 밤에도 볼 거리와 할 일이 많아졌고, 잦은 술자리도 그 원인 중 하나다. 늦게 자면서 만성적인 피로가 쌓여 있는데 바깥 생활도 절제를 못 하면 감기에 걸리기 쉽다. 또 겨울이라고 문을 꼭 닫아놓아 환기가 잘 안 되면 바이러스가 많아질 수 있다. 적당한 환기도 감기를 예방하는 효과가 있다.

    감기를 예방하는 약재로는 인삼과 생강, 계피, 진피(귤껍질), 대추, 감초가 있다. 약재 하나하나 달여 먹어도 효과가 있지만 각각의 약재를 동등하게 나누어 넣고 차처럼 달여 먹으면 더욱 효과가 좋은데, 다만 감초는 반 정도 넣는다. 술을 자주 마시는 사람은 갈근(칡뿌리)을 달여 먹으면 감기 예방 효과가 있다. 감기란 결국은 차가운 기운에 내 생기가 시달리는 것이므로 콧물이 나고 몸살 기운이 나기 시작할 때 빨리 땀을 내주는 것도 도움이 된다. 땀 내고 바로 찬 공기를 쐬면 감기가 더욱 심해질 수 있으니 조심해야 하는 것도 잊지 말아야 한다.

    미국의 자연의학자인 헬렌 니어링은 감기에 걸리는 것을 고맙게 여겼다고 한다. 내 몸이 쉬라고 사인을 보낸 것이니 하던 일을 멈추고 그냥 쉬면서 감기를 치료했다고 한다. 그러면 더 큰 병으로 발전되는 것을 막을 수 있어서 고맙게 생각했다는 것이다. 감기는 물론 바깥기운에 상해서 걸리는 것이지만 결국은 내 몸의 건강에 따라서 걸리기도 하고 안 걸리기도 한다. 마음도 챙기고 피로도 과하지 않게 차분히 생활하는 것이 가장 좋은 예방법이다.

해수와 가래

사람의 한평생, 정말 여러 병을 만나게 된다. 그중에는 중한 것도 있고 비교적 가벼운 것도 있다. 가벼운 병만 앓다 큰 고통 없이 떠나는 것은 큰 축복에 드는 일이다. 연세 높으신 어른들 중에는 아프지 말고 조용히 갔으면 좋겠다는 소망을 말하는 분들이 많지만 그리 쉬운 일은 아닌 듯하다. 모두 다 그럴 수 있다면 그것은 특별한 축복이 아니다.

예전에는 해수병이라는 말을 자주 듣곤 했다. 노인들이 쿨럭거리며 하는 기침을 이렇게 말했는데, 노인성 치매나 중풍 등에 비하면 이 병은 비교적 가벼운 병이라 할 수 있다. 그러나 아무리 가벼운 병이라 하더라도 앓는 사람 입장이 되어 보지 않으면 그 고통의 정도는 알 수 없다. 감기에 걸렸다가 기침이 계속되는 경우도 있고 감기와 상관없이 기침을 몹시 하기도 한다. 가래까지 동반한 기침이라면 주변 사람들에게 좀 불쾌한 기분이 들게 할 수도 있기 때문에 여간 고통이 아니다. 늘 기침을 하면 가슴도 아프게 된다. 사회생활을 하는 데 불편이 따르는 것도 물론이다. 기침을 오래 하게 되면 기관지가 늘어나게 되어 기관지 확장증이 올 수도 있는데, 고치기 쉽지 않을 수 있다. 간단한 병이라고 방치하다 낭패를 보기도 한다.

해수(咳嗽)는 폐에 속한 병으로 기운이 위로 거슬러올라가 생기는 병이다. 해(咳)는 가래가 없고 (가래)소리만 있는 것으로 폐의 기운이 상해서 맑지 못한 것이고, 수(嗽)는 소리는 없고 가래만 있는 것이니 비위(脾胃)의 습기가 떠올라서 가래가 되는 것이다. 담배를 피우는 사람들이 가래가 많기는 하지만 담배와 상관없이 가래가 나오기도 한다. 기관지에 염증이 생겨 가래가 나오는 일은 쉽게 이해되지만, 소화력이 떨어져 영양화되지 못한 분비물들이 위로 올라와서도 가래가 나오게 된다. 가래도 습기가 많은 것은 뭉클뭉클하고 검은 편이고 건조한 가래는 끈끈하고 잘 나오지 않는다. 습기 많은 가래에는 창출, 복령, 의이인, 초과를 쓰고 끈끈한 가래에는 사삼, 맥문동, 천궁, 소자 등을 쓴다.

해수는 가래도 있고 소리도 있어 폐기도 상하고 비위도 상한 것이다. 폐가 기운을 널리 펴야 하는데 차가운 기운에 폐가 상하면 그 차가운 기운 때문에 발산을 못 하고 위축이 된다. 그러면 가슴이 위축되어 답답하게 되고 말소리가 잘 안 나오게 된다. 말소리도 잘 안 나오고 뭔가 꽉 막힌 듯해서 자꾸 더 크게 기침을 해보기도 하지만 시원하게 터져나오지 않고 답답증만 더해 간다. 호흡을 할 때 폐가 공기를 흡입하는데 폐포(허파꽈리)가 많이 늘어나서 받아들여야 하는데 찬 기운 때문에 위축이 되어 조금밖에 받아들이지 못하게 된다. 호흡이 정상이면 숨을 내쉬면서 목젖을 떨어야 소리가 되어 나오는데, 들어가는 게 적으니 나오는 것도 덜 나오게 되면서 소리를 잘못 내는 것이다.

차가운 기운에 상한 것이 아주 심하지 않으면 해수를 하게 되고, 심하면 설사와 통증이 따를 수도 있다. 평소에 성을 잘 내거나 특별히 비관적인 기질을 가진 사람들에게 이런 병이 오는 경우가 많다. 처방으로는, 몸속에 들어온 찬 기운은 밀어내고 폐가 수렴을 할 수 있게 해야 하므로 석창포, 사삼, 길경 등을 쓴다. 기침에 쇳소리가 날 때에는 오미자를 쓴다. 보통의 기침에는 인삼, 복령, 사삼, 길경, 지각이 좋다. 가래가 그르렁거리는 데에는 소자, 나복자, 반하 등을 쓴다. 상백피는 얼굴이 붓고 숨이 차는 데 잘 쓰이는 약재이다. 요즘에는 신경을 많이 써서 이런 증세가 오기도 한다. 현대인들처럼 신경에 스트레스를 많이 받아서 오는 해수에는 울기(鬱氣)를 풀어주는 천궁, 과루인, 길경, 지각이 좋다. 도라지청이나 배즙, 무씨, 생강, 진피도 기침에 효과를 볼 수 있는 단방 약이다.

기침은 차가운 기운에 상한 것이므로 따뜻한 차를 자주 마시는 것도 효과가 있다. 되도록이면 피로하지 않도록 해야 병도 덜 걸리고, 또 빨리 나을 수 있다. 어떤 병이든 오래 끌어서 좋을 것은 없다. 특별히 고통스럽지 않다고 해서 두어 달씩 기침을 하는데도 그냥 방치하는 경우가 있는데, 젊어서는 크게 문제 되지 않지만 그렇게 오래 기침을 하게 되면 폐 기능이 약해지는 게 당연하다. 가벼울 때 바로잡아 주는 것이 큰 병을 막는 가장 좋은 길이다.

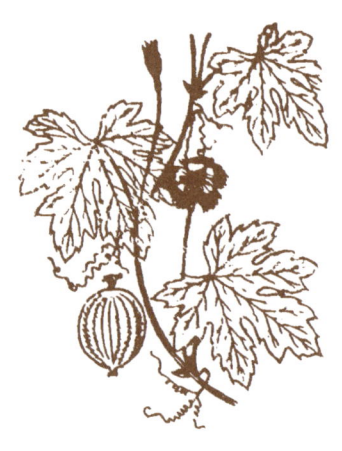

하눌타리(과루인)

잇몸이 붓고 시린 병, 풍치(風齒)

'이가 없으면 잇몸으로 때운다.'는 속담이 있다. 급한 상황에 구색을 갖춰 대응하기 어려울 때 억지로라도 막아내는 경우를 이르는 말이다. 이가 빠지고 마지막에 버텨보는 것이 잇몸이라는데 이마저도 병이 나면 어떻게 해야 할지 막막할 수밖에 없다. 가끔 빙과류를 먹을 때 이가 시린 경험을 하게 된다. 머리가 쭈뼛 서는 느낌처럼 그 기분은 정말 불쾌하다. 텔레비전에 잇몸 질환에 도움 된다는 약 광고가 자주 나오는 걸 보면 잇몸으로 고생하는 사람들이 많은 것을 알 수 있다.

음식을 씹는 것은 이빨이다. 그러나 이 이빨이 튼튼하려면 그 이를 제대로 받쳐 줄 잇몸이 튼튼해야 한다. 무엇이나 그 뿌리가 단단히 자리를 잡아야 줄기도 튼튼하고 열매도 잘 맺는 이치와 같다. 치과 진료에서 한창 인기를 누리고 있는 임플란트라는 인공 치아 이식도 아무나 할 수 없는데, 잇몸이 튼튼하지 않은 사람은 이를 심을 수 없기 때문이다. 한의학에서 치아는 신장(腎臟) 기능과 관련이 있다고 본다. 그리고 잇몸은 위장 경락으로부터 영향을 받는다고 한다. 신장 기능이 튼튼하면 이가 견고하고 신장이 약해지면 이가 빠지고 잇몸이 벌어진다. 윗니는 위장 경락이 통과하는 곳으로 고정되어 있어서 움직이지 않는다. 아랫니는 대장 경락이 통과하는 곳으로 음식물 저작 운동을 하며 계속 움직인다. 이(치아)는 정수(精髓)가 많이 가는 곳이다. 정수가 충분하면 이빨에 아무 문제가 없다. 정수는 신장 기능에 의해서 만들어진다. 오장육부의 활동이 잘 되면 정수를 만들어 신(腎)에 저장을 하고 필요할 때 꺼내 쓴다. 노인들이 이빨이 빠지고 잇몸 질환이 많아지는 이유는 정수가 부족해서 그런 것이다.

한의학에서 치통 치료는 위장 경락과 신을 살펴서 치료하는 게 원칙이다. 잇몸이 붓고 시리고 아픈 병인 풍치(風齒)는 이빨과 관련이 있는 생기가 순조롭지 못해서 생긴다. 풍치란, 생기가 치받쳐 바람이 부는 것과 같다고 하여 붙여진 이름으로 잇몸의 염증을 말한다. 젊은 사람들 중에 잇몸이 붓고 아픈 경우는 위장의 습열(濕熱) 때문이다. 과로를 하였거나, 음식을 잘못 섭취하였거나 신경을 많이 썼을 때 잇몸이 붓고 아프게 된다.

이럴 때 간단하게는 위장 경락 등에 뜸을 뜨면 통증을 가라앉힐 수 있다. 한약재로는 기운을 소통시키기 위해 천궁, 목단피, 석창포, 만형자, 향부자, 건강, 계지, 세신, 지골피 등을 응용한다. 많이 먹으면 더 아프고 적게 먹으면 덜 아픈 데는 습열을 줄여주는 창출, 석고, 승마, 지실을 쓰고, 혈울(血鬱)을 풀어주는 천궁, 목단피, 향부자 등을 써준다. 그런데 신장 기능이 허약해져서 생기가 마지못해 활동을 하면서 허열이 나는 경우에는 신장을 따뜻하게 보(補)해 주면서 열을 내려줘야 한다. 신장이 생기를 못 받으면 차가워진다. 불만이 생겨 시끄럽게 떠들면서 민란이 일어나는 것처럼 열이 위로 뜨게 된다. 이럴 때는 더더욱 따뜻한 약을 많이 쓰면서 염증을 달래주어야 한다.

노인은 신과 정혈이 부족하다. 골수까지는 아니어도 근골 힘줄에 정액이 부족하므로 뼈에 염증이 잘 생긴다. 되도록 씹는 것도 삼가고 몸을 쉬는 게 좋다. 이런 풍치에는 해삼, 건갈(갈근), 지골피를 쓰면서 소통제로 목단피, 석창포, 세신을 함께 쓴다. 위장 습열로 온 풍치에는 습기를 다스려 주는 창출, 초과, 지실을 위주로 약을 쓰면서, 위열을 내려주는 약으로 석고, 지골피를 쓰고, 소통제로 만형자, 계지, 세신, 승마, 백지, 목단피를 더하고, 하기(下氣) 소통제로 천오, 남성을 같이 쓴다.

신장이 허약하고 냉해서 잇몸이 붓고 출혈이 있는 경우에는 기운을 보(補)하면서 습기를 없애주는 하수오, 복령을 쓰고 신을 데우기 위해 부자나 육계를 쓰면서 소통제로 석창포와 목단피를 넣고 지혈시키기 위해 산약을 써준다. 붓기를 내리고 신장으로 기운을 모으기 위해 택사도 조금 넣어주어야 한다.

설령 풍치라 해도 사용하지 않으면 아프지 않다. 그러나 사용하면 통증이 온다. 다 부서진 기계를 조금만 움직여도 열이 나는 것과 같은 이치다. 기계가 단단하면 가끔 기름을 좀 쳐주면서 많이 사용해도 탈이 없지만 낡은 기계는 조금만 써도 열이 난다. 그러니 풍치에 기운이 약해지니 영양 상태를 살펴봐야 하며, 울기를 풀어주는 천궁, 목단피, 창출을 꼭 써줘야 한다.

잇몸병뿐 아니라 오관(五官, 눈 코 입 귀 혀)에 생기는 병은 다스리는 처방이 비슷하다. 상초(上焦, 우리 몸의 위쪽에 해당하는 부분으로 머리와 심폐)이므로 청상(淸上)해야 한다. 머리가 맑아야 한다는 뜻이다. 청상해서 맑아야 되는 자리인데 병이 나타나는 것은 대체로 허열이 위로 뜨기 때문에 그렇다. 한의학에서 가장 건강한 상태를 말할 때 흔히 '청상통중온하(淸上通中溫下)'라고 한다. 머리는 맑고 오장육부는 소통이 잘 되며 아래는 따뜻하다는 말로, 가장 이상적인 상태이다.

우리 몸 어느 것 하나 귀하고 중요하지 않은 것이 없지만 먹지 않으면 살 수 없으므로 이는 반드시 튼튼하게 잘 유지해야 한다. 그래서 예로부터 이가 튼튼한 것을 오복 중의 하나라고 하였다. 사후약방문처럼 이를 만들어 새로 박고 또 틀니를 끼우고 하는 것보다, 튼튼한 잇몸을 유지하고 튼튼한 이를 보존하려고 노력하는 데 마음을 써야 한다.

잦은 입병, 만성 구내염, 구창미란증(口瘡糜爛證)

잠을 못 자거나 조금 피로할 때 입안이 헐어 고생한 경험은 누구나 있다. 입안이 헐면 먹는 것이 불편하고 감정도 예민해져서 생활에 많은 지장을 주게 된다. 어쩌다 한 번 병이 나도 불편한 게 많은데 늘 입병이 나 있다면 그 괴로움은 말로 표현하기 힘들 것이다. 잦은 입병으로 고생하는 사람들을 보면 대체로 신경이 예민하고 체력이 약한 편이다. 입안이 여기저기 헐어 있는 것을 보면 마음이 아프다. 특별한 원인을 짚기도 어려우니 병원에서 알맞은 처방을 해주기 곤란한 병 중의 하나이다. 비타민-C를 많이 먹어 보라거나 피로하지 않도록 조심하라고 하거나 스트레스를 줄여 보라는 것이 처방의 중요한 부분이다.

잦은 입병의 원인이라 할 수 있는 허약한 기운을 도와주면서 염증을 가라앉게 하는 처방이 한의학에서는 오래전부터 있어 왔다. 입안이 허는 병을 구창미란증(口瘡糜爛證)이라고 한다. 입안이나 잇몸에 싸라기 같은 게 돋아 도돌도돌해서 헤지고 붓고 허는 병을 말한다. 화(火)가 치

밀어서 그렇게 된 것이다.

　화가 뜨는 원인으로는, 아래가 차가워도 뜰 것이고 중초(中焦, 소화 기능 자리, 비위 기능)가 막혀도 뜰 것이고 또 분노하여도 노즉기역(怒則氣逆)이라 하여 기운이 거슬러 올라가게 되어 그러하다. 그리 오래되지 않은 입병은 중초의 습열만 다스려 주어도 되지만, 오래되고 자주 반복되는 입병은 하한상열(下寒上熱, 아래는 차고 위는 열이 있는 상태)을 보아주어야 한다. 언제든지 기운은 상중하로 윤회가 되어야 하는데, 하초(下焦, 배설 기능 자리, 신장과 간장 기능)로 내려간 기운이 위로 올라오지 않는 경우가 있다. 공포증이 있거나 매사에 조심성이 지나친 사람은 하초에 내려간 화가 올라올 수 없으니, 방광의 기운이 막히게 되고, 방광 위에 소장이 있으므로 소장에 열이 전해져 습기가 차고, 습열이 위로 떠서 입 안이 헐고 혓바늘이 돋게 된다. 방광에 내려간 화가 윤회를 못 하면 화(火)가 옆으로 새는데 소장으로 전이가 되면 구창미란이 되는 것이고 대장으로 전이가 되면 다른 증상이 나타나게 된다. 방광이 막혀서 소통이 안 되어 소장으로 그 열이 전이가 되고 격장(膈腸, 흉격과 장의 조직체)이 막혀서 열이 위로 뜨게 되어 구창미란증이 나타나게 된다.

　오래되지 않은 입병에는 의이인, 방기, 적소두 같은 약재를 써서 치료하면 된다. 오래된 입병에는 석곡 이규준의 밀부탕(蜜附湯) 처방이 좋다. 밀부탕은 부자를 먼저 달이고는 부자를 건져낸 뒤에 꿀을 조금 넣고 다시 한 번 더 끓여서, 차게 식혀서 복용한다. 복용하는 방법은 천천히 조금씩조금씩 넘긴다.

　이렇게 해서 증상이 완화되면 계속해서 기운을 도와주는 처방을 써야 한다. 아이들보다는 어른에게 좋은 처방으로, 아이들에게는 주의해야 한다. 어른이 조금만 과로하거나 추워도 입안이 헐고 열이 나는 경우에 이 처방이 좋다. 열이 심할 것 같으면 황련을 조금 넣으면 효과적이다. 만성적으로 오는 입병 환자는 기혈이 부족하므로 황기, 인삼, 당귀, 천궁을 써주고, 약한 습기를 없애주는 하수오, 복령, 의이인도 쓰고, 중초를 통하게 해주는 진피, 사인을 넣고, 비위를 도와주는 백출도 넣고, 진액을 도와주는 구기자도 더하고, 염증을 달래주는 현삼과 치자를 쓴다. 하초는 활동성이 약해지기 쉬운 곳이므로 허약해지고 차가워지면 병을 만든다. 그렇게 허하고 차가운 허한(虛寒)함을 없애주는 부자와 육계도 꼭 써줘야 한다. 신경이 초조한 사람은 백자인과 연자육을 써주고 비위에 염증이 있는 사람에게는 갈근과 백편두를 쓰기도 한다. 신경을 소통시켜 주는 석창포도 필요한 경우가 많다.

　잦은 입병은 걱정과 고민이 많은 사람에게 자주 나타난다고 하였다. 그러나 그런 분들의 고민을 들어보면 아주 사소한 경우도 꽤 있다. 이 세상에는 정말 큰 걱정거리를 안고도 당당하게 버티고 있는 사람들도 많다는 것을 알고 스스로 담대해지는 게 필요하다. 한의학으로 보면 병의 많은 부분이 마음에서 온다고 하였다. 변화가 많으니 생각도 복잡해진다. 그 속에서 헤쳐나가려니 갖은 병이 생기나 보다. 《황제내경》에서 병을 예방하는 가장 큰 방법을 염담허무(恬憺虛無)라 하였다. 마음에 헛된 생각이나 욕심이 없는 상태로, 자연의 기와 완전히 통한 상태를 말한다. 늘 생각해도 이보다 좋은 방법은 없는 것 같다.

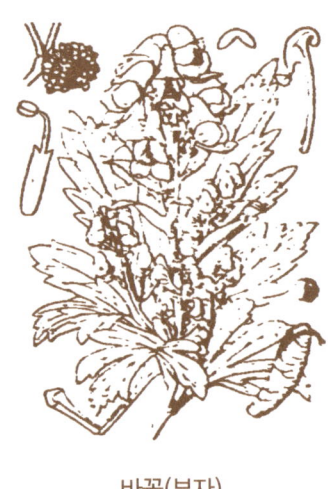

바꽃(부자)

목소리가 쉬는 병, 성시증(聲嘶症)

목소리가 아름다운 사람은 살아가는 데 여러 가지로 이로움이 있다. 물론 목소리로 직업을 삼은 성우들도 있고, 노래하는 가수, 연기하는 배우, 연설하는 정치가 등 목소리로 성공을 결정짓는 사람들이 참으로 많다. 동물들도 의사소통의 소리를 나누겠지만 인간처럼 고차원의 감정 전달은 어려울 것이다. 기쁠 때, 슬플 때, 억울할 때, 화났을 때, 응원할 때 등, 다 같은 사람이 내는 소리이지만 참으로 다른 분위기임을 알아낼 수 있다. 영화의 발전과정에서도 무성영화가 있어서 배우들의 목소리는 없고 변사가 감정을 잡아서 전해주었다. 인기있는 변사의 값이 높았던 시절이 있었다. 물론 타고날 때부터 말하는 데 장애가 있는 분들도 있어 사람의 마음을 아프게 한다. 갑작스러운 경우도 있다. 환자 중에 중요한 연설을 앞두고 목소리가 잠기어 연설을 하기 어려운 처지였는데, 성시증(聲嘶症)에 맞는 처방을 하여 목소리를 회복하여, 무사히 연설을 해내었다.

성(聲)이라는 것은 그냥 아무 의미 없이 '우-' 하고 나오는 소리이다. 음(音)이라는 것은 분명하게 말이 이루어진 것이다. 마찰이 없으면 소리가 없다. 내 입술과 혀와 마음이 마찰이 되면 성음이 나온다. 음양(陰陽)이 합했기 때문에 마찰이 되어 성음이 있고 음양이 있어야 걷고 말하는 것이지, 음과 양이 떨어지면 무엇이든지 할 수가 없다. 가만히 있어서는 소리가 나오지 않는다. 두드리고 쳐야 소리가 난다. 성음이란 저절로 나오는 것이 아니라 마찰이 있어서 나오는 것이다. 우리 마음에서 마찰이 나온다. 상대가 뭐라고 하면 내게 마찰이 일어나 마음과 혀가 움직여 소리가 나온다. 음성이 입에서만 나온다고 해서는 의미가 없고 음양 마찰인 생명력의 동정으로 이해해야 한다. 그래서 성음이 나오기는 폐에서 나오지만 근본은 신(腎), 콩팥에 있다는 말이 있다[聲音出肺根於腎].

갑자기 말이 잘 안 되고 소리가 매끄럽지 못한 것은 폐, 기관지에 풍한(風寒, 차가운 바람)이 엄습을 하니 활동이 잘 안 되어 그렇다. 찬 기운에 의해 혈관뿐 아니라 신경까지도 뻑뻑하게 되는 것이다. 그러므로 갑자기 소리가 나오지 않는 것은, 풍한사(風寒邪)로 인한 것인데, 풍한사란 우리 몸에 병을 가져올 만큼 차가운 바람을 말한다. 풍한사가 발성에 관여하는 목 주위의 신경 조직을 덮치어 활동을 못하게 함으로써 말소리가 분명하게 이루어지지를 않고 더뎌지는 것이다. 풍한사뿐 아니라 우리가 기운을 왈칵 써서 신경이 긴장을 해도 말이 덜 이루어지게 된다. 아니면 긴장을 안 하고 시들어지는 때에도 말이 덜 이루어진다.

그러므로 치료를 할 때에는 풍한사를 다룰 것인지, 기혈이 위로 올라간 것을 볼 것인지, 기운이 처져서 정기신(精氣神)이 목까지 못 올라간 것을 볼 것인지를 구별해야 한다. 우울하여 기운이 몸에 잘 퍼져 가지를 못하는 경우에는 잘 흩으면 될 것이고, 짜증을 많이 내는 경우에는 기운을 내려주어야 한다. 사삼, 맥문동, 석창포, 소자는 우울하여 가장자리로 밀어내는 기운이 부족한데 풍한사가 달려들어 습담(濕痰)이 낄 때 사용한다. 찬바람과 인체의 따뜻한 수분이 부딪쳐서 습기가 생기고 더 나아가 가래가 끼어 목소리가 잘 나오지 않는 경우를 말한다.

목이 바깥에서 들어오는 풍한습의 기운에 의해서 쉬는 경우가 있는데, 신기(腎氣)가 허약하므로 심과 신의 교통이 잘 이루어지지 않아서 그러한 것이다. 심과 신의 교통을 신수(腎水)와 심화(心火)의 접속이라고도 표현한다. 이러한 접속이 잘 안 되어 음양 화합의 장애가 발생하고 그리하여 목소리가 갈라지거나 목이 쉬거나 말이 잘 이루어지지 않는다고 본다. 이때는 반드시 음과 양이 서로 이어지도록 해주어야 치료가 된다. 음양을 화합시키는 것이다.

풍한습담 등으로 인해서, 또는 자체의 기운이 약해져서 심폐 기운이 하강을 못 하면 반드시 열이 위로 뜨게 된다. 그렇게 후덥지근한 기운이 위로 뜨는데 그 기운이 찬 기운을 만나면 응결이 되고 회염(會厭, 목젖)에서 어리면 말이 잘 되지를 않는다. 회염에서 더 이상 바깥으로 소리가 나오지를 않는다. 그러면 목이 붓고 아프고 목소리가 잘 안 나온다. 목이 붓고 아프고 열이 난다 하더라도 열병은 분명히 아니다. 왜냐하면 이때 뜨거운 물을 먹거나 목에다가 뜨거운 찜질을 해주면 확실히 통증이 줄어든다. 차가운 것을 먹거나 목 부위를 차갑게 하면 더 붓고 고통스럽다. 감기 걸려 가지고 목이 부었는데 찬 것을 먹으면 더 붓고 고통스럽다. 목으로 올라오는 후덥지근한 기운이 차가운 바깥공기에 의해 응결이 되어 성이 난 것이다. 반드시 중초가 막힐 것이다. 그러니 중초를 통해 주면서 청상(淸上, 머리를 맑게 함)을 해줘야 한다.

풍한사에 의해 목소리가 잘 나오지 않을 때는 석창포와 복령을 군제(君劑, 처방 중에서 가장 중요한 약재로 양이 많음)로 하고 형개, 소엽, 계지로 풍한사를 발산시켜 주고 인삼과 건강으로 영위를 소통시키고 진피로 중초를 통해 주면서 부자로써 신경을 도와주는 처방을 한다. 신기가 허약한 상태에서 차가운 공기에 의해 생긴 염증으로 목소리가 잘 나오지 않을 때는 계지, 석창포로 신경을 통해 주고 오수유와 부자로 신기를 도와주도록 처방을 한다. 습담이 막혀 있을 때는 남성을 넣고, 중초를 통해 주기 위해서는 후박이나 지실을 쓰며, 염증을 잡기 위해서는 황련이나 현삼을 더한다. 목소리를 치료하는 것 역시 음양 화합이다. 열은 내려주고 찬 곳은 데워주고 막힌 곳은 통해 주면 된다.

《노자》에 보면, 말을 많이 하면 자주 곤궁하게 되니 중심을 잡고 편안하게 있는 것이 좋다고 하였다. 말이 많은 세상에서는 내 안의 소리를 듣기가 힘들다. 성현의 말씀에 귀를 기울여 보면 좋은 일이 많을 것이다.

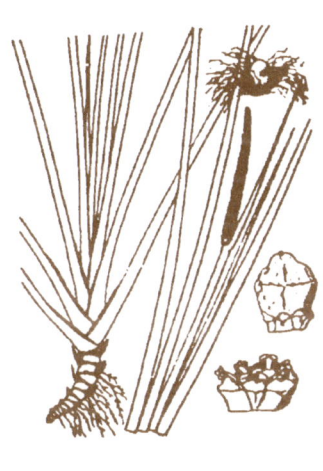

석창포

입이 돌아가는 병,
구안와사증(口眼喎斜證)

낮잠을 자고 일어났는데 갑자기 입이 돌아가 있다면 얼마나 놀랄까. 차가운 음식을 먹었다거나 찬바람을 쏘였다거나 아니면 신경 좀 많이 썼다고 입이 돌아가 있다니, 그러한 자기 모습에 느긋하게 있을 사람은 없을 것이다. 외모에 신경을 많이 쓰는 깔끔한 신사 숙녀라면 더더욱 괴로운 일이어서 평소에 차분하던 사람도 어서 빨리 고칠 방법을 서둘러 알아보게 된다. 눈과 입이 돌아가는 구안와사증(口眼喎斜證)은 중풍과 같이 오는 경우가 아니라면 치료하기 어려운 병은 아니다. 그래도 모습이 보기 흉하고 자고 먹는 것을 비롯 생활에 불편을 주어 환자가 느끼는 고통은 몹시 심한 편이다.

현대 의학의 소견으로는 바이러스를 주원인으로 보고 있으며, 치료하지 않아도 20일 정도 지나면 자연치유가 되는 경우가 많다고 한다. 물론 시간이 지나도 낫지 않으면 굳어져서 오래 가는 경우도 있다 한다. 이 병을 얻으면 사방팔방에서 잘 고치는 방법과 한의원을 알려주는 소리를 듣게 된다. 이런 것은 환자에게 도움이 되질 않는다. 마음이 급해져서 이리저리 다니다 보면 오히려 기운을 지치게 하여 치료가 더디게 되고 만다. 아무리 마음을 진정하도록 차분히 설명해줘도 입과 눈이 정상으로 돌아갈 때까지는 계속 불안한 모습을 보인다.

예전에는 차가운 기운을 접해서 입이 돌아가는 경우가 많았지만 요즘은 자기 스스로 신경이 약해져서 구안와사가 되는 경우가 많아졌다. 구안와사는 낙맥(絡脈, 모세관)이 마비된 병이다. 낙맥은 경맥보다 바깥에 있는 것으로, 나무로 치면 가지에 해당한다. 큰 줄기는 경락이라 할 수 있고, 그 큰 줄기에 나 있는 작은 가지가 낙맥이다. 입과 눈에는 양명경(陽明經, 인체 12경맥 중 수양명대장경手陽明大腸經과 족양명위경足陽明胃經)이 많이 지나가니 침을 놓을 때 양명경을 봐줘야 하고, 간이 눈의 기능을 주관하므로 간 경락도 보면서 침을 놓아야 한다.

예전 같으면 바깥 공기의 침범으로 생겨난 구안와사 치료약에는 찬바람을 발산시키는 약재들이 많았지만 요즘같이 스트레스에 많이 시달려서 마음이 활달하지 못하여 생겨난 와사증에는 그 처방이 덜 맞다. 현대의 와사증 대부분은 바깥에서 오기보다는 자신의 감정 조절의 부조화로 인한 것으로 신경 근육의 조직 내에 있는 진액이 말라서 힘줄이 당겨 와사증이 된다. 신경 자체가 마른 것이다. 그래서 신경이 활동을 안 하니 한쪽으로 당겨 간 것이다. 활동이 안 되어 막혀 있으니 찌꺼기가 생겨나 조직의 구멍을 막고 있다. 소통을 시켜 주는 남성이나 천오

같은 약을 쓴다. 말라버린 조직을 불려주기 위해서는 구기자도 넣어줘야 한다. 활동이 안 되어 찌꺼기가 막히어 마비증이 된 것이므로 습기를 없애주는 하수오, 의이인, 복령은 반드시 써줘야 하는 약재이다. 얼굴 한쪽은 정상이고 한쪽은 마비가 되어 있으므로 생기가 통하지를 않아, 통해 보려고 애를 쓸 때 염증이 생기므로, 홍화도 필요하다. 본래 와사증은 급성이므로 부자보다는 천오, 초오, 남성 같은 준렬한 소통제로 빨리 뚫어 주는 것이 맞지만, 문제는 바깥 기운에 의한 것이 아니라는 데 있다. 내 안의 칠정으로 인해 기운이 약해져 활동이 안 되어 온 경우가 많으니, 천오와 같은 약으로 함부로 소통시킬 것이 아니라, 부자로 따뜻하게 해준다든지, 이것도 무리이면 계지, 오가피, 육계, 건강 등으로 데우는 것이 바람직하다.

요즈음의 와사증은 풍으로 오기보다는 대부분 한쪽 신경이 습담(濕痰)으로 인해서 막힌 것이다. 막혀 가지고 작동이 안 되어 오는 것이다. 양쪽이 서로 당겨야 되는데 한쪽 신경이 막혀서 작동이 안 되니 늘어져 반대쪽으로 당겨지는 것이다. 이럴 때는 많이 도와야 한다. 신경을 안정시켜 주는 복신, 연자육, 구기자와 습기를 줄여주는 하수오, 의이인, 기운을 돕는 황기와 인삼, 신경을 통해 주는 석창포를 쓰면서 습담을 다스리는 남성과 백부자는 적은 양을 써서 치료해야 한다.

구안와사증에서 빠르게 낫느냐 천천히 낫느냐 하는 것은 환처에 통증이 있고 없고에 따라 다르다. 또 미각이나 후각 그리고 귀의 통증 등이 있고 없고의 차이도 있다. 통증이 있거나 감각이 있는 것은 그래도 내 안의 생기가 아직 활동을 하는 중이므로 그 자극이 나타나는 것이다. 아무런 자극이나 통증이 없는 경우는 내 안의 생기가 거의 활동을 하지 않는 것이니 치료 기간이 더 걸린다. 그러므로 통증이나 감각이 있는 경우가 없는 경우보다 맥상이 좋은 편이다. 환자의 마음은 침 한 번 맞고 대번에 낫는 곳을 찾고 싶겠지만, 병의 내용이 그렇지 못한 경우가 많다.

현대인의 입이 돌아간 병에는 절대적으로 신경의 안정이 필요하므로 서둘면 치료가 더뎌지게 된다. 입이 돌아간 환자를 치료해서 정상으로 돌려놓으면 고맙다는 인사를 많이 듣는다. 다시 말하지만, 서두르지 않는 게 훨씬 이롭다. 마음이 급한 사람들을 안심시키는 것이 참으로 힘들다는 것을 이 병의 환자들을 통해 절실히 실감한다.

서 있기도 걷기도 불편한 병,
요통증 (腰痛證)

지구상에서 직립해서 살아가는 동물은 원숭이와 사람 정도일 것이다. 문명학적으로는 직립 생활 덕분에 손을 사용할 수 있어서 수많은 발명을 했다고 이야기한다. 그런데 서서 생활을 하다 보니까 허리에 무리가 생기게 되었다고도 한다. 편리한 점이 있으면 불편한 점도 따라와야 공평한 세상이 되는 것일까? 우리 몸에서 허리는 집의 대들보와 같은 역할을 하고 있다. 허리가 아프면 모든 일상 활동에 지장을 주게 된다. 심한 경우는 서 있지도 걷지도 잠을 자지도 못하게 된다. 더군다나 특별히 무리한 것 없고 단지 세수하다가 또는 기침하다가 그렇게 된 경우에는 아주 황당하다고밖에 달리 말할 수가 없다.

의료의 영역이 건강한 생활을 유지하게 하여 개인의 경제활동에 도움을 주어야 하는 것이 있다. 이 면에서 한의학은 좀 약한 편이다. 만성적인 질환을 치료하다 보니까 그렇다고 볼 수도 있고, 빠른 치료가 이루어지지 못하는 면도 영향이 있다. 그래서 그런지 아직도 한의업은 아직도 의료시장에서 영향력이 그리 크지 못하다. 그러나 요즘 척추 전문 한의원이 생겨나서 나름 경쟁력을 갖추게 되었다고 본다. 한의원 내원 환자 중에도 요통 환자는 상당한 비중을 차지하고 있는 편이다.

요통의 범주는 상당히 넓다. 간단히 삐끗해서 오는 요통도 있고, 담이 걸려 오는 요통도 있고, 사고나 부상으로 오는 요통, 구조적으로 허리가 약해서 오는 요통, 자세가 좋지 못하여 오는 요통, 성생활의 과도로 인해서 오는 요통, 나이가 들어 뼈가 약해져서 오는 요통, 척추 신경에 이상이 생겨 오는 요통 등 이루 열거할 수가 없을 정도이다. 한의학에서 허리는 신(腎)의 부(府)라고 한다. 부란 궁성에 딸린 작은 궁이나 창고를 말한다. 신이 궁성이고 허리는 부속 창고라는 뜻이다. 허리를 굽히고 돌리고 흔들고 하는 것을 마음대로 못할 것 같으면 장차 신(腎)이 병든다고 하였다.

허리는 우리 몸 전체를 붙들고 지탱하면서 움직이므로 사람의 모든 활동을 주장한다. 여성들의 생리도 관계가 있고 대소변도 허리와 연관이 되어 있다. 허리를 못 쓰면 다리도 잘못 쓰고 몸을 가누기가 힘들게 된다. 대들보가 흔들리고 있는 것과 같다. 본디 심(心, 심장)과 신(腎, 신장, 콩팥)의 소통이 잘 이루어지면 병이 잘 생기지 않는다. 신이 허해지는 것은 심화(心火, 심기의 따뜻한 기상)를 잘 받지 못해서 그러하다. 여러 이유로 허리가 아플 수 있지만 반드시 신기(腎氣, 신의 정상적 기능)가 허해진 이후에 사기(邪氣)가 들어와서 그렇게 된다고 하였다. 사기란 건강을 해치는 나쁜 기운으로 차갑고 습한 기운. 감정 조절이 잘 안 되는 상태, 또는 과도한 노동으로 인해 온다. 그래서 허리가 아플 때에는 찬 약만 써서는 안 되고, 신이 수렴하는 곳이므로 인삼과 황기로 기운만 도와서도 안 된다고 하였다. 습기가 허리뿐 아니라 사지에 붙어 있어도 신이 먼저 영향을 받는다. 체내에 찬 공기가 있으면 피가 순조롭게 활동을 못해 어혈이 드는데, 체내 다른 어디에 어혈이 있어도 신이 먼저 겁을 낸다.

요즘 많은 좌골신경통은 한습(寒濕, 차갑고 습한 기운)에 의해서 오는 병이다. 한습을 없애는 창출, 하수오, 복령, 계지, 우슬, 오가피, 현호색, 위령선, 속단, 두충, 천오, 부자를 써서 치료한다. 습기나 어혈이 허리나 신의 신경조직이나 경락에 달라붙으면 신이 먼저 겁을 내고, 신에 습기나 어혈이 달라붙어도 그 영향이 가지인 허리에 미치는 것은 당연한 일이다. 신이 허하면 허리가 아파서 그 통증이 그치지를 않는데, 통증 때문에 못 움직이는 것은 아니고 움직일 수 있으나 그저 조금씩 아픈 것이다.

신은 정미로운 물질, 호르몬이나 정액을 잘 저장하고 있어야 하는데 과도한 성생활을 해서 많이 배설해 버리면 신이 상하게 된다. 맞거나 떨어져 생긴 어혈성 요통도 있다. 몸이 무겁다고 하는 것은 이미 양기가 부족해서 습기가 생긴 것이다. 허리가 서늘하여 물속에 들어앉아

있는 것 같고 무겁기가 오천 돈이나 되는 요대를 차고 있는 것 같은 요통도 있다. 이때는 양기를 돕고 습기를 줄여주는 처방을 한다. 오래도록 지대가 낮고 습기가 있는 곳에서 생활하고 있거나 안개가 잦은 지역에 거처하는 이들이 허리 무겁기가 돌과 같고 냉하기가 얼음과 같을 때에는 오적산(五積散)에 도인과 오수유를 더해서 쓴다고 하였다. 다른 부위의 타박상이나 염좌에는 퍼지거나 늘어진 기운을 거두어들이는 약, 곧 수렴지제(收斂之劑)를 잘 쓰지 않는 데 비하여 허리병에는 수렴지제를 같이 쓴다. 보통의 통증은 기운이 막혀서 아픈 것이니 기체를 통해 주는 약을 쓰고 수렴지제는 치료에 방해가 되므로 쓰지 않는다. 허리는 신의 부이고, 신의 기능은 수렴을 해야 하므로, 요통에는 수렴시키는 약도 함께 쓰는 이치가 이러하다.

연세가 많으신 분이 심하게 움직이지 않았는데도 허리가 아픈 경우에는 진액이 말라 있는 상태이므로 육종용이나 구기자 같은 약을 쓰는 게 좋다. 우슬이나 속단 같은 약을 쓰면 안 된다. 몸의 영양 상태가 좋지 않은데 거기에 영양을 공급해 주지는 않고 활동만 시켜 주는 약을 쓰면 무리가 가게 된다. 요통이 줄어들지는 않고 오히려 심해질 수 있다.

요통이 오는 경로는 물론 허리 근육을 무리하게 써서이다. 그리고 신허(腎虛, 신에 정혈이 부족한 상태), 한습, 어혈을 들 수 있는데, 젊은 사람과 나이 많은 사람의 구분만 있지 모두 한가지이다. 허리 아픈 병에도 마음의 안정이 절대적으로 중요하다. 사색이 많은 사람, 아는 게 많은 사람은 치료가 잘 안 된다. 심기가 신에 내려가려면 마음이 먼저 안정이 되어야 한다. 한의학에서는 모든 병의 치료에서 마음의 안정 아닌 것이 없다.

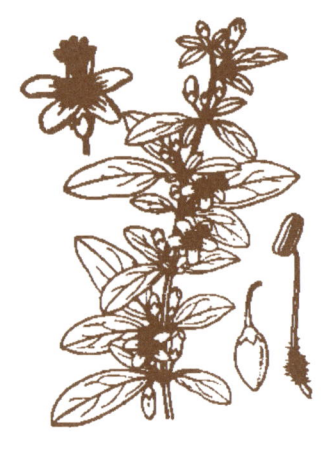

구기자

노인들의 성, 양기 부족증

부부가 해로하는 것은 큰 복이다. 젊을 때는 상대의 소중함을 잘 모르고 살 수도 있는데, 나이가 들면서 서로에게 힘이 되고 의지가 되는 사람이 있다는 게 여간 감사한 일이 아니라는 것을 느낀다. 남녀가 함께 사는 것은 그냥 누군가와 같이 사는 것과는 다르다. 나이를 먹어서도 친밀감을 유지하는 게 중요한데 그중에는 성적인 것도 포함된다. 젊어서부터 내내 별 문제 없는 부부라면 나이 먹었다고 갑자기 부부생활이 중단되지는 않는다. 그런데 현실에서는 대부분의 노부부들이 언제부터인지 알지 못하는 새에 오누이 같은 관계가 되고 만다. 사이가 안 좋았던 사람들은 남보다 못한 사이가 되기도 한다.

남성들은 친밀감을 나눌 짝이 없으면 위축되고 당당함이 없어진다. 정력이 약해진 것을 양기가 떨어진 것이라고도 하는데, 이치에 맞는 표현이다. 《황제내경》에 보면 남자 나이는 8의 배수로, 여자는 7의 배수로 신체가 변한다고 했다. 여자는 이칠(二七) 십사세에 생리를 시작하여 칠칠(七七) 사십구세에 폐경이 오고, 남자는 이팔(二八) 십육세에 아이를 가지게 할 수 있고 칠팔(七八) 오십육세에 정액이 마르게 된다고 하였다. 신장(콩팥)에 모든 정액을 저장하지만 오장 모두가 성해야 능히 쏟아낼 수 있다고도 하고 있다. 도를 잘 닦은 사람은 백세가 되어도 정신과 육체가 온전하여 아이를 생산할 수 있다는 말도 있다.

신장에서 분비되는 호르몬에 의해 정력이 정해지는 것은 맞지만 신장 혼자만의 작용이 아니고 오장이 모두 성해야 정력도 건강하다. 성기능이 왕성했다가 약해졌다가 하는 것은 자연스러운 일이다. 그러나 성에 관한 얘기는 애써 금기시하는 게 예의인 양, 건강한 사람을 좀 속되게 보는 경향도 있다. 그러나 나이가 들어서도 정력이 넘치는 사람들은 건강하다는 증거이기도 하니 부러움을 살 일이 맞다. 옛날에는 먹는 것이 부실해서 정이 허약했다고 할 수 있지만 요즘은 잘 먹고 잘 사는데도 허약한 것은 왜일까? 심기에 문제가 있기 때문이다. 마음이 편안하고 여유가 있을 때, 또 서로 소통하는 마음이 크고 잘 맞을 때는 문제가 없다. 마음이 산란하고 편안하지 못하면 조루증 같은 병이 나타난다.

양기가 떨어진 사람에게는 심기를 보하는 백자인, 연자육, 복신, 맥문동이 필요하지만 습기가 많은 사람에게는 조심해야 한다. 마음을 안정시킨다는 것은 신경계통을 맑게 하는 것이므로 익지인과 석창포도 필요한 약재이다. 50대 이후 재료가 부족한 사람에게는 육종용이나 구기자가 좋은 약이다. 40대 이전이라면 안심시키고 소통시켜 주고 울기(鬱氣)만 풀어주어도 저절로 풀린다. 천궁, 석창포, 복신이 심기에도 영향을 주지만 중초를 통해 주어 심신 교제(心腎交濟, 심화心火와 신수腎水가 소통이 고르게 잘 되어서 인체가 안정적으로 활동함)에 도움을 준다고 볼 수 있다. 신기(腎氣), 곧 신의 정상적인 기운을 따뜻하게 하기 위해서는 부자나 육계도 필요하다. 단전에 기를 모으는 호흡법도 신기를 돕는 방법이 될 수 있고, 단전 부위에 뜸을 뜨는 것도 양기를 도울 수 있다. 등산도 가벼운 운동도 적절한 식생활도 양기의 회복에 도움이 된다.

부부란 오랜 세월을 함께 살아오면서도 소통이 되지 않는 경우가 있다. 서로의 오해에서 비롯되는 것도 있다. 같은 취미를 가지고 여가를 보내는 것도 방법이다. 서로를 위하는 측은지심이 있다면 노년의 성도 별 문제 없이 잘 풀릴 수 있다. 마음이 가는 곳에 몸도 가는 것이 만고불변의 진리이다. 한의학에서는 정력을 회복하기 위하여 신의 기운만을 돕지 않는다. 오장이 모두 기화(氣化, 기운이 순조롭게 작용함)가 되어야 한다고 보기 때문에 마음을 중요하게 생각한다. 그 사람의 성품과 기질에 따라 그 사람에게 맞게 하므로, 사람이 다양하니 처방전도 다양하게 내게 된다.

소변이 잘 나가지 않는 병, 전립선 비대증

　　남녀가 유별하다고 하는데 혹자들은 이 말을 남녀 차별로 보지만 남녀가 유별한 것은 사실이다. 여자만 가지고 있는 것이 있고 남자만 가지고 있는 것이 있는데 전립선은 남성에게만 있는 생식기관이다. 어지간히 나이 드신 분들이면 이 기관에 이상이 생기고 소변보는 데 불편함을 느낀다. 예전에는 수명이 짧아 이 병이 걸리기 전에 대개 수명을 다했지만 요즘엔 수명이 길어진 탓에 이 병도 아주 흔히 보는 질병이 되었다.

　　사람이 살아가는 데 먹고 마시는 일이 중요하지만 그 먹고 마신 것의 찌꺼기를 몸 밖으로 잘 내보내는 일도 아주 중요하다. 대변과 소변이 시원시원하게 나가 주어야 몸이 가볍다. 남성의 정력을 소변의 굵기와 소리로 표현하는 일이 영화나 소설에 우스개로 자주 등장하지만 일면 설득력이 있다. 남성 고령자에게 볼 수 있는 배뇨 장애를 주요증상으로 하는 전립선 비대증의 뚜렷한 원인은 밝혀져 있지 않지만, 한방에서는 신(腎)의 정상적인 기운이 허해지면 하초(下焦)가 냉해지면서 습기가 어려서 그 부위가 부푸는 것으로 보고 있다. 시원하게 나가던 소변이 어느 날부터 찔끔찔끔 나가더니 아예 나가지 않을 경우에 느끼는 답답함은 그 어떤 고통 못지않다. 전립선 비대증은 사람의 수명이 늘어나면서 생겨난 암, 당뇨병, 고혈압과 더불어 50대 이후의 남성들을 위협하는 반갑지 않은 대표적 손님이다.

이 병은 스트레스가 많고 앉아서 일을 보는 경우가 많은 현대인들에게는 특히 많이 생길 수밖에 없다. 수술 요법으로 치료를 하는 일이 많지만 기능을 개선해 주지 않는다면 재발의 가능성이 높은 병이다. 소변에 관해서도 한의학에서는 신장과 방광만을 치료하지는 않는다. 음식을 먹으면 비위(脾胃)에서 소화를 시켜서 얻은 맑은 영양물질이 폐로 올라가 천기(天氣, 공기)를 만나고 그래서 정미로운 기운과 물질을 만들게 된다. 비위에서 만든 보통의 영양물질은 피와 진액을 만든다. 소화를 거치고 남은 찌꺼기들은 소장에서 걸러져서 맑은 찌꺼기는 방광으로, 탁한 찌꺼기는 대장으로 간다. 소변이 잘 나가기 위해서는 이상의 모든 과정이 잘 이루어져야 한다. 오장육부의 기능이 모두 정상이어야 하는 것이다.

이 질환의 초기 증상으로는 빈뇨(頻尿, 소변을 자주 봄)로 특히 야간 빈뇨를 동반한다. 소변의 힘과 굵기가 감소되고 배뇨 개시가 늦어지는 것을 자주 볼 수 있다. 배뇨 끝부분에서는 오줌이 방울방울 떨어지거나 나누어 배뇨하게 된다. 잔뇨로 인해 감염이 될 수 있고 심한 경우에는 소변이 한 방울도 나오지 않는 소변 불통으로 고통받게 된다. 한의학에서는 소변이 한 방울 한 방울 떨어지는 것을 임병(淋病)이라 하는데 이 임병의 병리에서 전립선 비대증의 병리 또한 찾을 수 있다. 소변이 시원하게 나가지 않는 상태도 급성과 만성으로 나누면, 급성을 폐(閉)라고 만성을 융(癃)이라고 한다. 폐증은 급성으로 갑자기 소변이 전혀 나오지 않는 병이다. 융증은 만성으로 하루 수십 차 혹은 백 차에 걸쳐 소변을 보는 병이다. 소변을 시원하게 보지 못하는 임병의 모든 원인은 신기(腎氣, 신의 기운)가 허하여 차가운 상태인데 방광에 열(소변을 내보내려고 애를 쓸 때 나는 열)이 있어 그렇다고 하였다. 신기(腎氣)가 허하여 차갑게 되면 방광도 역시 차갑게 된다. 신기가 수렴을 잘해 주어야 방광에서 소변을 밀어낼 수 있는 데 나갈 수가 없어 갑갑증이 나서 열이 난 것이니, 병의 근본은 찬 것이다.

　심(心)과 신(腎)은 언제든지 소통이 원활하여야 하는데 심신의 기가 울결(鬱結)이 되어 소변 불통을 일으키게 된다. 심화(心火)가 신수(腎水)에 내려가지 못하는 것은 초조, 분노, 억울함, 낙심함, 공포심 등의 감정으로 인할 수도 있고, 비위의 습기에 막혀 그러할 수도 있고, 노령에 의해 양기가 약해져서 그러할 수도 있다. 술을 마시고 방사를 하면 소변 통로에 영향을 많이 주게 된다. 방광 기운이 불리(不利)하면, 곧 방광의 기능이 순조롭지 못하면 배뇨가 시원하지 못하고 융병이 온다고 하였다. 방광이 불리하다는 것은 방광 자체의 조직, 통로, 생명력이 불리하여 개합(開闔, 열고 닫음)이 잘 안 된다는 말이다. 불리한 경우도 방광 조직과 통로에 문제가 있어 그러할 수도 있고, 생명력에 문제가 있어 그럴 수도 있다. 조직 통로에 문제가 있을 경우에는 통증이 아주 심하지는 않겠지만 생명력이 소통되지 않고 있을 때에는 기운이 오가려고 애를 쓰는데 뚫리지를 않아서 통증이 심하게 된다.

　방광 조직의 통로가 시원하게 잘 뚫리도록 돕는 약으로는 차전자, 하수오, 오가피, 창출, 복령, 활석이 있고 생명력을 키우는 약으로는 부자, 육계, 인삼 등이 있다. 신경 통로가 원활하도록 도와주는 약재로는 석창포가 있고, 신기(腎氣)의 허증을 도와주는 약재로는 토사자, 복분자를 쓴다. 방광의 기체를 풀어주는 약은 구맥, 회향, 우슬, 빈랑이 있다. 심신(心腎)의 교제가 이루어지지 않아 오는 소변 불리에는 백자인, 연자육, 복신, 석창포와 방광을 데워주는 부자, 육계, 건강을 쓴다. 통로를 열어주는 우슬과 차전자를 그리고 중초(中焦)를 돕는 인삼과 진피를 합하여 처방한다.

　우리 몸에서 어느 것은 귀하고 어느 것은 천한 것이란 없다. 남성이라면 소변이 막히면 얼마나 고통스러울지 미리 헤아리고 있는 것이 좋다. 서서히 찾아오는 변화에 놀라지 않고 잘 대응할 수 있어야 탈을 줄일 수 있기 때문이다. 소변의 소통에 고마움을 가져야 한다. 가장 원초적인 문제인 잘 먹고 잘 내보내는 것이 얼마나 중요한지는 세월이 말해준다. 이런 원초적인 문제가 잘 해결될 수 있도록 자기 몸을 귀하게 여기는 지혜가 필요하다.

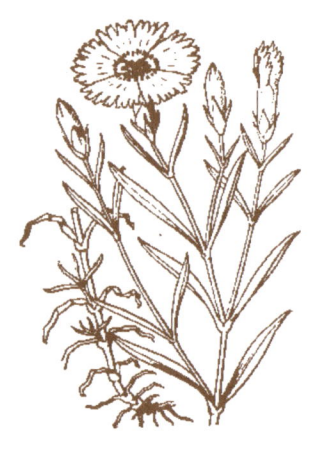

패랭이풀(구맥)

부끄러운 병, 낭습증(囊濕證)

　예로부터 병은 자랑을 해야 낫는다 했다. 그래야 여러 사람에게 치료 정보를 얻어 빨리 고칠 수 있기 때문에 생겨난 말일 게다. 그렇지만 남에게 말하기 부끄러운 것도 있다. 그중 하나가 낭습증(囊濕證)이란 병이다. 이 병은 남자들의 음낭이 축축해져서 벌겋게 되기도 하고 부스럼처럼 허옇게 되면서 심한 경우 항문과 양쪽 사타구니까지도 가려운, 아주 괴로운 병이다. 나이가 들면 많이 발생한다. 간혹 여성들도 음호가 몹시 가려워지는 경우가 있는데 낭습증의 병리로 보면 된다.

　대개 양기가 허약한 사람에게 많이 나타나기 때문에 부끄러워하게 되는 것이다. 습기가 많은 사람에게도 나타나고 마른 사람에게도 나타날 수 있지만, 음낭에 습기가 있는 것이므로 부채로 부치면 습기가 줄어들어 가려움증이 가라앉게 된다. 낭습증은 성생활을 과도하게 하여 정혈(精血, 정미로운 영양물질과 혈액)이 부족해지기 때문에 생기는 경우가 있다. 또한 건전하지 못한 여러 가지 취미활동으로 정신을 소모하면 음낭이 차가워지면서 땀이 나고는 하는데, 정미로운 물질들을 잘 저장하고 있는 신(腎)에서 정혈을 자꾸 빼내기만 해서 그러해지는 것이다. 소모하기만 해서 그러한 것이다. 심화(心火)가 신기(腎氣)를 도와주지 못해서 음낭이 차가워지게 되고 낭중에 땀이 나게 되는 것이다.

안으로 기운이 약해진 상태에서 바깥의 찬 기운을 많이 맞아도 낭중에 습기가 생기게 된다. 내 안의 생기가 넉넉하다면 바깥 찬바람이 있어도 밀어내 버리면 아무 문제가 생기지 않는다. 그런데 내가 기운이 처지면 밖의 찬바람이 내 몸 안으로 밀려들어오게 된다. 내 생기가 부족하지만 살아있는 생명체이니 오그려 있다가도 찬바람이 덮쳐 누르면 그에 저항을 하면서 과하게 움직이니 습기가 생길 수밖에 없는 것이다. 그러면 가렵게 된다. 음낭이 차가워지고 습해져서 독이 나게 되고 심하면 부스럼이 생기고 피부가 벗겨지고 아래로 내려가 양쪽 사타구니까지 헐게 되는 것이다.

마른 사람의 낭습증에는 구기자, 사상자, 육계, 부자, 복령, 차전자를 가루 내어 우유에 타서 3~4개월 복용하면 효과를 보게 된다. 신의 기운이 허약한 낭습증 환자에게는 기운을 돕는 토사자, 구기자, 산수유를 쓰면서, 부자, 육계로 양기를 돕고, 택사, 사상자, 복령으로 습기를 빼주고, 창포로 심신 교제(心腎交濟, 심화心火와 신수腎水가 소통이 고르게 잘 되어서 인체가 안정적으로 활동하는 상태)를 시켜주면서 우슬로 음낭으로 인경(引經, 경락으로 인도함)시키는 약재를 구성해서 처방한다. 몸이 비대한 사람의 낭습증에는 몸 전체의 습기를 줄여주는 의이인, 하수오, 창출을 써주고, 양기를 돕는 부자와 육계를 넣고, 내장의 기운을 도와주는 인삼과 건강도 첨가하고, 음낭의 습기를 빼주는 택사와 사상자를 배합하면서 하초(下焦)의 인경 약재로 역시 우슬을 넣는 화제(和劑, 고르게 잘 짜여진 처방)를 낸다. 낭습증의 정도에 따라서 천오와 회향을 써야 할 때도 있고 기운을 들어주는 황기를 꼭 넣어야 할 때도 있다. 환자의 상태가 각기 다르므로 처방을 하나로 할 수는 없지만, 정해진 병리와 약리가 있으므로 환자의 상황에 맞게 화제를 만들어 가면 치료할 수 있다. 요즘은 앉아서 활동하는 일이 많아졌는데 이 역시 습기를 조장하기 쉽다. 그렇기 때문에 적당한 운동은 낭습증에도 도움이 된다.

    지나친 스트레스로 열 받았다 식었다 하면 우리 몸 안에도 습기가 생긴다. 그러니 되도록 심기를 잘 다스려서 신장에까지 내 기운이 내려가야 낭중에 습기가 생기지 않게 된다. 남에게 차마 말하지 못할 병이긴 해도 모든 병이 그렇듯 내 생기가 강해지면 이겨낼 수 있는 것이다. 염려할 것도 아니고 숨길 필요도 없다. 심신이 건강해야 여러 가지 일이 다 잘 풀린다. 몸과 마음이 뽀송해지도록 생활 습관과 태도를 바꾸고 기운을 살리도록 섭생을 잘해야 한다.

나의 스승,
무위당(無爲堂) 이원세(李元世)

　사람의 운명을 좌우하는 것에는 여러 가지가 있겠지만 어떤 사람을 만나느냐가 가장 큰 영향을 미치는 게 아닐까. 사람과 맺는 인연이 평생의 업을 정하는 데 큰 영향을 미친다. 나는 어려서 몸이 아픈 어머니와 가족을 위해 의사가 되겠다고 결심했다. 당시는 지금처럼 한의학이 세간의 관심을 받지 못할 때였지만 내 스스로 그 길을 택하였다. 제기동에서 약재상을 하는 친구의 아버님 덕분에도 한의학에 관심이 더욱 커졌다. 대학에서 공부한 한의학 외에 나에게 한의학을 의업뿐 아니라 학문으로 공부할 수 있도록 도와준 분이 계시는데 그분이 바로 무위당 이원세 선생님이시다.

　학문에서 도를 열어주는 이가 있고 이 도를 확충하도록 돕는 사람들이 있어, 마침내 일반인들에게 영향을 미친다. 공자님에게는 안회와 증자가 있었고 후대에 맹자가 그분의 학문을 이어갔다. 부처님에게도 가섭과 아난이라는 뛰어난 제자가 있었고 후에 달마와 혜능이 있어 그

도를 넓히게 된다. 예수님에게도 십이제자가 있었고 사도 바울이 있어 그리스도교의 번영이 이루어졌다. 한의학에는 《황제내경》(黃帝內經)이 있어 이 세상에 도(道)가 있음을 알렸지만 주나라 이후 당송에 이르기까지만 그 도가 전해지고 금원(金元) 시대를 거치면서는 도가 세상과 멀어지게 되었다.

조선시대의 선비들은 생활 속에서 도를 실천함으로써 도학을 융성하게 했지만 점차로 지나치게 사변적으로 변해갔다. 조선말에 주자학의 모순을 극복하고자 하는 여러 흐름이 나타나면서 실학사상이 대두되고, 고대의 원시유학으로 돌아가려는 움직임도 함께 일어났다. 이런 중에 석곡(石谷) 이규준(李圭晙)이라는 유학자이자 한의학자가 있었는데, 주자학을 넘어서 공자와 노자에게서 도를 추구하였다. 석곡은 《황제내경》을 다시 편집하고 주를 달아 바로잡는 시도를 하였다. 석곡의 사상을 이해하고 따르는 제자로서 크게 알려진 이는 영남의 유림 석재(石齋) 서병오(徐丙五) 선생이다. 그는 석곡에게서 공부하고 석곡의 서적 출판을 도와서 그 뜻을 세상에 알리려 노력했다. 석곡의 또 다른 제자로는 아드님 세 분과 조규철, 서성효 그리고 이원세가 있다. 모두들 명성 높은 한의였다. 그런데 안타깝게도 무위당 이원세 선생만이 후학을 양성하여, 석곡의 사상은 그의 제자들로 명맥을 유지하게 되었다.

무위당 선생은 1898년에 경북 청도에서 태어났다. 17세 때까지 서당에 다니며 사서삼경을 마쳤다. 가난한 집안의 장남으로서 집안을 일

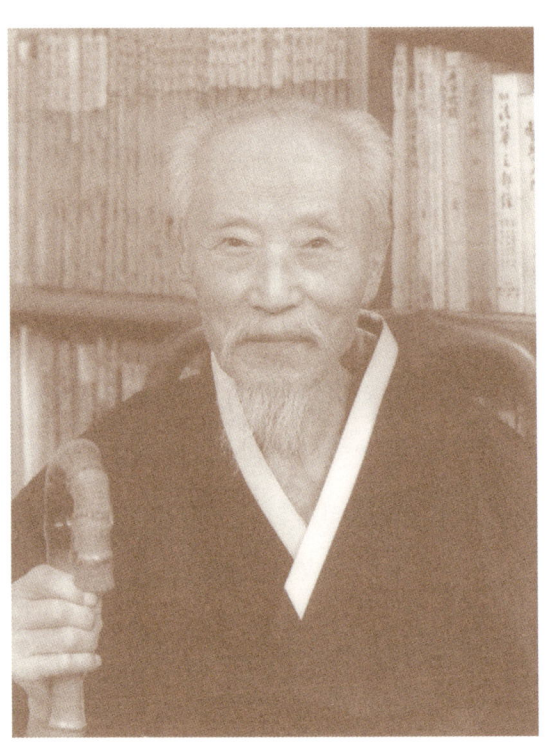

으킬 책임을 안고 교육을 받으셨다. 그후 20세까지는 의학을 위주로 배우면서 생활의 방편을 모색했는데 수업료를 낼 수 없어 이리저리 다니며 자신의 형편을 헤아려줄 스승을 찾았다. 무위당 선생이 의탁해 있던 집에 어느 날 당대의 대학자 석곡 이규준 선생이 방문하였다. 무위당 선생은 심부름하느라 드나들며 먼발치에서 겨우 보았지만 석곡의 학문의 깊이를 알고 한눈에 반하게 된다.

그래서 틈을 보아 여쭈었다.

"어디로 가면 선생님을 뵈올 수 있습니까?"

석곡 선생 또한 무위당 선생의 천품을 알아보고 답하였다.

"모월 모일 어디로 오너라."

무위당 선생은 곧장 당시 대구의 유력자인 석재 서병오의 집을 향해 길을 재촉했다. 본래 서병오는 천석꾼에 군수를 지냈으며, 서화가이자 팔방미인으로 이름을 날렸다. 그런 석재도 병이 들었는데, 석곡을 만나 병을 고치게 되었다. 석곡에게 무릎을 꿇고 그의 제자 되기를 청하였다. 석재는 석곡 선생보다 7세 연하로, 석곡의 문하에 들어 있었으나 석곡보다 더 유명한 인사였다.

무위당은 무일푼으로 석재의 집에 몸을 의탁했다. 낮에는 일하고 밤에는 공부하는 힘겨운 학업이 시작된 것이다. 석곡은 한 달에 두어 번 찾아왔고 무위당은 평소 궁금히 여긴 것을 한두 마디 여쭙는 것이 공부의 전부였다. 무위당은 비상한 결심으로 그 한계를 극복하며 스승의 학맥을 이어나간다. 얼마 후(1923년) 석곡이 세상을 떠나면서 석재에게 무위당을 부탁했고 무위당은 6년 7개월 동안의 문하생 생활을 마치고 고향인 청도로 돌아온다.

무위당 선생은 하늘의 이치를 알고 살아간 선인들의 지혜를 익히는 데 충실하였다. 소박하고 겸손한 그의 성품과도 연관이 있다. 스승 석곡 선생의 저서로 《소문대요》(素問大要)와 《의감중마》(醫鑑重磨)가 있었는데, 무위당은 스승의 책을 보충해서 다시 편찬했다. 석곡의 처방을 전국에서 모아 《신방신편》(新方新編)을 편찬하였으며, 《의감중마》에다 고금의 처방을 보충해 편집한 《백병총괄 부방약편》(百病總括 附方藥編)도 남겼다. 이 두 권의 저서가 다 스승의 학문을 정리하는 뜻에서 이루어진 것이다. 그는 스승에게서 배운 소문학(素問學)을 평생 실천하면서 이를 널리 펴기 위해 꾸준히 노력을 기울였다.

무위당은 젊은 시절부터 조리 있는 이론과 뛰어난 실력을 겸비한 명의로 이름을 날렸다. 한의학의 원리를 하늘의 이치 혹은 섭리라고 믿

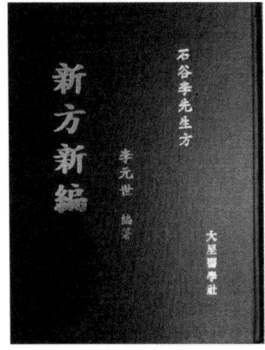
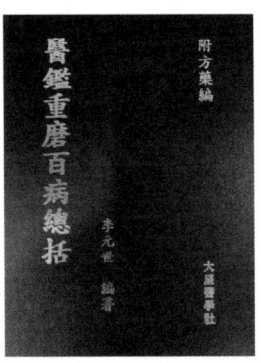

고, 오직 한의학 이론에만 충실한 의술을 펼쳤기 때문이다. 명성을 탐하지 않았고 유명세를 이용해 돈벌이를 하지도 않았다. 요즘이야 의술이 돈벌이 수단에 지나지 않지만 무위당 선생은 의학을 도를 추구하는 학문으로 여겼다. 이런 태도가 사람들의 마음을 움직이고 그분을 인정하게 만들었다. 비록 앞에 나서는 분이 아니어서 널리 알려지지는 않았으나 그를 아는 사람들은 마음으로부터 존경했다.

선생은 또한 가르침을 받으러 오는 사람에게는 아무런 거리낌이 없이 나누어주었다. 혼자만 알고 있는 비방을 전하는 식의 공부가 아니었기 때문이다. 원론에서부터 병을 풀어나가는 방법을 가르쳤다. 신뢰에 기반해 서로 믿고 따랐다. 무위당은 자신이 가진 것을 아낌없이 나눠주는 훌륭한 스승이었다.

선생이 돌아가신 후 자제분들에게 들은 이야기에 의하면, 공부하러 오는 학생들을 맞으실 준비를 할 때는 아이처럼 즐거워하셨다고 한다. 노구에도 제자들 생각에 기뻐하셨다고, 덕분에 훨씬 더 건강하게 사시다 가셨다고, 학생들에게 오히려 고마운 마음을 전하기도 했다. 평소 선생의 성품을 알 수 있게 하는 이야기다.

거의 혼자 힘으로 공부하신 탓인지 젊은 한의사들이 여럿이 함께 공부하는 일을 몹시 대견해하고 고마워하셨다. 노인인데도 어찌나 깔끔하고 세련된 분인지 세배를 가면 항상 덕담과 함께 새 돈으로 준비해 두신 세뱃돈을 주셨다.

선생이 생전 들려준 이야기 중에 가장 기억에 남는 것은 남명 조식 선생의 제자사랑 이야기다. 남명 선생 제자 중 한 사람이 과거에 급제하여 한양으로 올라가게 되어서 인사를 하러 왔다. 남명 선생이 제자에게 덕담을 건넨 후 가는 길에 외양간에 들러 소를 가져가라 했다. 스승의 말을 들은 제자가 소를 가지러 외양간에 가 보니 소는커녕 아무것도 보이지 않았다. 제자가 놀라 스승에게 가서 소가 안 보인다고 하니 선생이 말씀하시길 소가 꼭 실제로 있어야만 하느냐면서 마음으로 소를 선물한 거라 하셨다 한다. 비록 물질은 부족하지만 마음만은 한없이 크게 제자를 사랑한 스승의 이야기에 예전 어른들의 그릇의 크기를 엿볼 수 있었다. 이처럼 선생은 물질보다는 마음을 훨씬 더 중요하게 여긴 분이다.

　요즘 세상에는 성인이 없다고 누가 말하자, 저기 하늘이 있지 않느냐고 말씀하셨다 한다. 이는 논어에 나오는 성인의 정의를 해석해서 하신 말이다. '성인이란 하늘의 뜻을 말하는 사람'이라 한 것을 두고 이른 말로, 세상이 아무리 혼탁해져도 만물을 살리려 하는 하늘의 덕은 없어지지 않는다는 뜻이다.

　선생은 늘 염담허무(恬憺虛無, 마음에 헛된 생각이나 욕심이 없는 상태)로 자연의 생기와 완전히 통한 상태를 생활 속에서 실천하셨다. 자신의 흔적을 남기지 않으려고 화장하기를 원하셨다. 인생이란 빈손으로 왔다가 빈손으로 가는 것이라 하시던 말씀을 실천하신 것이다. 무위당 선생은

2001년 104세를 일기로 작고하셨다. 선생의 유골은 석곡 선생 묘소 근처에 동해가 훤히 내다보이는 곳에 뿌려졌다.

한 줌 흔적을 남기지 않겠다고 하셨지만 선생의 흔적은 뜻밖의 곳에서 발견되곤 한다. 선생은 생전에 국선 작가로 이름을 알릴 정도로 서예에 조예가 깊었다. 선생 사후에 제자들이 부산 범어사 근처 식당에 들렀다가 거기에 걸려 있는 무위당 선생의 글을 발견하고 놀라고 반가워했다는 얘기가 있다. 선생은 흔적을 남기지 않겠다 하셨지만 그분의 향기를 간직하고자 하는 제자들에 의해서 여기저기 남아 있다. 지금 내 방에도 학술대회를 기념하여 써 주신 글귀가 남아 있다.

돌아가시기 두 주 전에 뵈었을 때도 후학들에게 한의학을 가르치셨다. 나도 선생처럼 하늘의 섭리가 무엇인지 알아보려고 애쓰고 있다. 스승을 빛나게는 못할망정 그 가르침을 어지럽힐까 늘 조심스럽다. 아픈 이의 마음을 헤아리지 못한다면 좋은 의사라 할 수 없다. 예전 우리의 스승들은 돈 이전에 인간을 돌보고자 의술을 베풀었다. 마음이 아픈 이에게는 따뜻한 마음을 주고 몸에 탈이 난 사람은 따뜻한 기운이 돌게 하는 약을 쓰는 것이 내가 하고자 하는 의업이다. 병이란 것도 운이 있어 아무리 조심해도 걸릴 수 있지만, 마음을 잘 다스리면 들었다가도 슬그머니 물러가기도 한다. 선생은 이런 말로 우리를 좋은 의사가 되게 하셨다. 내 비록 그 깊은 뜻을 다 알지 못하지만 선생한테 부끄럽지 않은 사람이 되려고 날마다 마음을 닦고 있다.

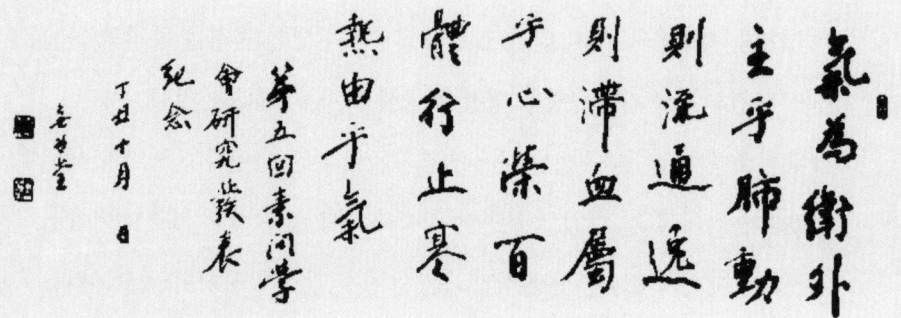

1997년에 소문학회에 주신 글귀로,
기(氣)가 우리를 지키고 우리의 모든 것을 주재한다는 뜻.

붙임

한약재

책 읽은 소감

감사의 말씀

한약재

갈근(葛根) : 칡 뿌리.

감국(甘菊) : 노란 들국화의 꽃.

감초(甘草) : 풀 이름. 뿌리를 쓴다.

강활(羌活) : 풀 이름. 뿌리를 쓴다.

강황(薑黃) : 풀 이름. 뿌리줄기를 쓴다.

건강(乾薑) : 말린 생강.

결명자(決明子) : 결명차 풀의 씨.

계지(桂枝) : 계수나무의 가지.

계피(桂皮) : 육계나무 껍질.

과루인(瓜蔞仁) : 하눌타리의 씨.

구기자(枸杞子) : 구기자나무의 열매.

구맥(瞿麥) : 패랭이 줄기와 잎.

길경(桔梗) : 도라지 뿌리.

나복자(蘿葍子) : 무씨.

남성(南星) : 천남성의 둥근 뿌리.

단삼(丹蔘) : 풀 이름. 뿌리를 쓴다.

당귀(當歸) : 신감채의 뿌리.

대복피(大腹皮) : 빈랑나무의 익은 과피를 말린 것.

대추(大棗) : 대추나무의 열매.

대황(大黃) : 풀 이름. 뿌리를 쓴다.

도인(桃仁) : 복숭아 씨앗.

두충(杜冲) : 나무 이름. 마른 껍질, 잎, 열매를 쓴다.

만형자(蔓荊子) : 나무 이름. 열매를 쓴다.

맥문동(麥門冬) : 풀 이름. 뿌리를 쓴다.

목단피(牧丹皮) : 모란 뿌리의 껍질.

목적(木賊) : 풀 이름. 속새.

목통(木通) : 덩굴나무. 뿌리와 가지를 쓴다.

미삼(尾蔘) : 인삼의 잔뿌리.

밀몽화(密蒙花) : 나무 이름. 꽃을 쓴다.

반하(半夏) : 풀 이름. 알줄기를 쓴다.

방기(防己) : 덩굴나무 이름. 줄기와 뿌리를 쓴다.

백강잠(白殭蠶) : 누에.

백두구(白荳蔲) : 흰빛의 육두구. 덩굴나무. 씨를 쓴다.

백복신(白茯神) : 소나무의 뿌리에 난 복령(茯苓, 버섯 이름).

백부자(白附子) : 풀 이름. 뿌리를 쓴다.

백자인(栢子仁) : 측백나무 씨앗.

백작약(白芍藥) : 풀 이름. 뿌리를 쓴다.

백지(白芷) : 구릿대의 뿌리.

백질려(白蒺藜) : 꽃이 흰 남가새(풀 이름).

백출(白朮) : 삽주(풀 이름)의 덩이줄기.

백편두(白扁豆) : 꽃이 흰 편두(풀 이름).

별갑(鱉甲) : 자라 껍질.

복령(茯苓) : 버섯 이름. 소나무 뿌리에 기대 자란다.

복분자(覆盆子) : 산딸기.

복신(茯神) : 소나무의 뿌리에 난 복령(茯苓)

부자(附子) : 바꽃의 어린뿌리.

빈랑(檳榔) : 나무 이름. 어린잎을 쓴다.

사삼(沙蔘) : 더덕.

사상자(蛇床子) : 풀 이름. 뱀도랏. 애순을 쓴다.

사인(砂仁) : 축사(縮砂, 풀 이름)의 씨.

산사(山査) : 나무 이름. 열매를 쓴다.

산수유(山茱萸) : 산수유나무의 열매.

산약(山藥) : 마의 뿌리.

산조인(酸棗仁) : 멧대추의 씨.

상백피(桑白皮) : 뽕나무 뿌리의 속껍질.

생강(生薑) : 풀 이름. 뿌리를 쓴다.

석고(石膏) : 백색의 석회질 광물.

석창포(石菖蒲) : 풀 이름. 뿌리와 줄기를 쓴다.

세신(細辛) : 족두리풀의 잔뿌리.

소엽(蘇葉) : 차조기 잎.

소자(蘇子) : 차조기 씨앗.

속단(續斷) : 풀 이름. 뿌리와 줄기를 쓴다.

숙지황(熟地黃) : 지황(풀 이름)을 아홉 번 찌고 아홉 번 말려서 만든 약재.

승마(升麻) : 미나리아재빗과 풀.

시호(柴胡) : 풀 이름. 뿌리를 쓴다.

신곡(神曲, 神麴) : 누룩.

양강(良薑) : 생강의 한 종류.

연자육(蓮子肉) : 연꽃의 열매.

오가피(五加皮) : 오갈피나무의 뿌리나 줄기의 껍질.

오미자(五味子) : 나무 이름. 열매를 쓴다.

오수유(吳茱萸) : 나무 이름. 열매를 쓴다.

용안육(龍眼肉) : 용안(나무 이름)의 열매.

우슬(牛膝) : 풀 이름. 뿌리를 쓴다.

욱리인(郁李仁) : 산앵두의 씨.

원육(元肉) : 용안육의 다른 이름.

원지(遠志) : 풀 이름. 뿌리를 쓴다.

위령선(葳靈仙) : 큰꽃으아리의 뿌리.

육계(肉桂) : 5~6년 이상 자란 계수나무의 두꺼운 껍질.

육종용(肉蓯蓉) : 풀 이름. 땅속 덩이줄기를 쓴다.

율무 : 볏과 풀. 씨앗을 쓴다.

의이인(薏苡仁) : 율무의 다른 이름.

익지인(益智仁) : 말린 익지(풀 이름)의 열매.

인삼(人蔘) : 풀 이름. 뿌리를 쓴다.

자초(紫草) : 풀 이름. 뿌리를 쓴다.

작약(芍藥) : 풀 이름.

적소두(赤小豆) : 붉은팥.

죽여(竹茹) : 솜대의 얇은 속껍질.

지각(枳殼) : 덜 익은 탱자 중 좀 큰 것을 썰어 말린 약재.

지골피(地骨皮) : 구기자나무 뿌리의 껍질.

지모(知母) : 풀 이름.

지실(枳實) : 덜 익은 탱자 중 작은 것을 썰어 말린 약재.

지유(地榆) : 오이풀의 뿌리.

진피(陳皮) : 귤 껍질.

질려(蒺藜) : 풀 이름. 꽃과 뿌리와 씨를 쓴다.

차전자(車前子) : 질경이 씨앗.

창출(蒼朮) : 삽주(풀 이름)의 덩이줄기.

창포(菖蒲) : 풀 이름. 뿌리를 쓴다.

천궁(川芎) : 풀 이름. 뿌리를 쓴다.

천마(天麻) : 풀 이름.

천오(川烏) : 말린 오두(바꽃)의 덩이뿌리.

청피(靑皮) : 청귤 껍질 말린 것.

초과(草果) : 초두구.

초두구(草豆蔲) : 생강과 식물.

초오(草烏) : 풀 이름. 뿌리를 쓴다.

치자(梔子) : 치자나무의 열매.

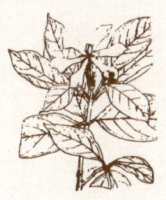

택사(澤瀉) : 풀 이름. 뿌리를 쓴다.

토사자(菟絲子) : 말린 새삼(메꽃과 풀)의 씨.

하수오(何首烏) : 풀 이름. 뿌리를 쓴다.

향부자(香附子) : 풀 이름.

해삼(海蔘) : 바다에 사는 해삼강의 동물.

현삼(玄蔘) : 풀 이름. 뿌리를 쓴다.

현호색(玄胡索) : 풀 이름. 덩이줄기를 쓴다.

형개(荊芥) : 명아줏과 풀.

호마인(胡麻仁) : 검은깨.

홍화(紅花) : 풀 이름. 꽃을 쓴다.

화초(花椒) : 산초나무의 열매.

활석(滑石) : 광물, 곱돌.

황금(黃芩) : 풀 이름. 뿌리를 쓴다.

황기(黃芪) : 콩과 풀. 뿌리를 쓴다.

황련(黃連) : 풀 이름. 뿌리를 쓴다.

회향(茴香) : 풀 이름. 열매를 쓴다.

후박(厚朴) : 후박나무의 껍질.

책 읽은 소감 1

소문(素問)의 길을 함께 걸으며

이규봉(분당 경희청정한의원)

고광석 박사는 말 그대로 다재다능한 인재입니다. 고등학교 때부터 지금까지 밴드부와 동호회 활동을 하여 색소폰 연주 실력이 프로급이며 일산의 조기축구 모임에서 스트라이커 포지션을 맡고 있고 배재고등학교 동기회 독서 클럽의 좌장으로 독서 모임을 이끌고 있습니다. 그동안 고 박사의 음악, 체육, 문화 활동 소식만 접하였는데 드디어 본인의 전공인 한의학에서의 연구 결과를 한 권의 책으로 출간한다 하니 반가운 마음입니다.

고광석 박사와 저는 40년도 넘는, 오랜 인연입니다. 정동에 있는 배재고등학교를 같이 다녔으며 졸업 후, 1년의 공백기를 거치고 경희대학교 한의과대학에 나란히 입학했습니다. 우리의 대학 시절은 전두환 정권과 같이 시작되었습니다. 전두환은 자신의 정통성 부족과 그로 인한 광주 사태 등을 경험하며 대학생들의 데모를 극도로 싫어했습니다. 대학생들을 공부를 안 할 수 없게 제도적으로 붙들어놓고 경제적으로 궁핍하게 해야 데모할 여유가 없을 것이라 생각했을 법합니다. 그런 이유로 태어난 제도가 졸업정원제와 과외금지 조치였습니다. 정원의 120%를 입학시키고 졸업까지 20%를 탈락시키는 졸업정원제와 대학생 과외금지 조치는 한창 젊음의 열정을 학점과 궁핍의 노예로 전락시켰습니다.

우리는 50미터도 안 되게 가까이 살았습니다. 고 박사와 저는 그 깝깝함을 깡소주에 취해 김민기 노래를 고래고래 부르며 달래던 시절이었습니다. 졸업 후, 대학원 진학도 같이 하였습니다. 각자의 적성에 맞는 전공을 골라야 함에도 그런 기준보다는, 고교와 대학교 합해서 9년을 같이 다녔으니, 이제는 조금 떨어져 지내보자는 취지에서 고 박사는 병리학, 저는 생리학을 선택했습니다. 그 후, 고 박사는 늠름한 장교로, 저는 일반 병사로 군 생활을 마쳤습니다. 결혼도 하고 아이들도 태어나고 박사 학위도 취득하고 개업도 하고, 숨가쁘게 달려온 시절이었습니다.

이번에 고 박사가 《사계절의 한의학》이라는 책을 내게 되었습니다. 이 책의 근간인 소문학회 활동에 관해 말씀드리려 합니다.

요즘은 한의원이 통증 치료에 집중하고 있지만 1990년대에는 한약 치료가 침 치료보다 비중이 훨씬 컸습니다. 처방을 잘 구성하여 용하다는 소문이 나면 환자가 문전성시를 이뤄 명성과 부가 보장되던 시절이었습니다. 한의과대학에서 배운 처방은 '양진한치(洋診韓治, 진단은 양방으로 치료는 한약으로)'에 가까웠습니다.

어느 날, 고 박사가 소문학회를 저에게 소개했습니다. 한의사 면허증은 받았지만 《방약합편(方藥合篇)》과 경희의료원 처방집 등을 뒤적여 처방을 골라 쓰던 초보 한의사 시절이었습니다. 무위당 이원세 선생님의 제자인 요산 김태국 선생님이 매주 화요일 부산에서 올라오셔서 서울역 앞에서 열정적으로 소문학회 강의를 하셨습니다. 장덕부지(藏德不止, 만물을 살리는 생기의 덕이 활동하기를 그치지 않는다는 뜻), 염담허무, 음평양비 등 주옥같은 소문학의 내용을 공부하였습니다. '의자는 이야(醫者는 理也)'라고, 소문학의 이치에 입각하여, 같은 양방 진단명이라도 환자마다 처방이 달라지도록 작방(作方)하는 공부는 그야말로 충격 그 자체였습니다.

소문학회를 접하고 30여 년이 지났습니다. 고 박사나 저나 계속하여 소문학의 이치를 더욱 깊이 공부해가며 처방하고 있습니다. 이 자리를 빌려 소문학 공부로 저를 인도해준 고 박사에게 감사를 표합니다.

아울러 고 박사의 30여 년 내공이 담긴 《사계절의 한의학》이 한의학의 진수인 소문 이론을 일반 분들에게 쉽게 소개하는 역할을 톡톡히 하기를 바라는 마음입니다.

책 읽은 소감 2

한결같은 노력으로 얻은 알곡들

이권우(도서평론가)

우연히 국악 유튜브를 즐겨 보게 되었다. 중구난방으로 판소리를 듣다가 진도씻김굿이 나오는 장면을 보게 되었는데, 갑자기 귀에 익숙한 소리가 들렸다. 어라, 내가 저 소리를 어떻게 알지? 하며 곱씹어 보았더니, 대학생 때 민요연구회를 들락거렸던 이력이 떠올랐다. 그때 민요인 줄 알고 돼지 멱따는 소리로 따라 불렀던 노래가 진도씻김굿에서 비롯한 소리임을 비로소 알았다.

고광석 원장 하면, 나는 그 민요연구회가 떠오른다. 선배가 겨우 꾸려가던 민요연구회 동아리를 들락거렸는데, 거기에 같은 연배의 고원장이 미리 둥지를 틀었더랬다. 국문과를 다닌 나 같은 사람이야 언젠가는 한번 들러야 할 동아리지만, 한의대를 다니는 친구가 어떻게 이런 동아리를 다니지? 하고 의아했더랬다. 머리 좋고 공부 잘 하고 미래가 보장되는 전공을 택한 아이들은 이런 동아리는 얼씬거리지 않는 것을 보았기에 든 생각이었다.

나는 얼마 안 있다가 그 동아리를 떠났다. 교지 편집장을 맡아 바빠져서였다. 그래도 축제 때 원형극장 담장 밑 나무그늘에서 막걸리 마시며 북 치며 민요 한 자락 부르던 기억은 늘 났다. 하지만 정말 바빠서 동아리에는 얼씬거리지도 못했다. 그런데 전공 부담이 큰 고 원장은 그 동아리를 지켰다. 내가 기억하는 고광석은 한결같은 사람이다.

사회에 나오고 정신없이 살다가 일산으로 이사온 다음에 이미 일산에 자리잡은 후배가 고광석 원장을 아느냐고 물었다. 도대체 몇 년 만에 듣는 이름인고! 아니, 자네가 그 친구를 어떻게 아느냐 했더니, 그 양반이 일산의 화타란다. 다시 만났다. 청년 고광석이 어엿한 한의원 원장이 되어있을 뿐 외모도 인품도 변함이 없었다. 그래서 통음하며 우정을 되살렸다. 그는 지역의 정치와 문화에 관심이 많았다. 주변에 따르는 사람도 많았다. 그는 역사를 만들고 싶어했다. 내가 보기에 고 원장이 손해보는 듯 싶었다. 그래도 그는 그 길을 걸었다.

내가 학사 졸업인 주제에 대학에 특임교수가 되고 하면서 주로 서울에서 일을 하느라 몇 년 동안 교류가 끊겼다. 가끔 한의원 신세 질 일 있을 때만 잠깐 만났다. 그러다 번잡한 세상사 저절로 정리되며 다시 고 원장을 편하게 보게 되었다. 그는 여전했다. 그 옛날 그대로, 일산에서 다시 만났을 때 그대로. 단지 내가 그러하듯 그도 나이가 더 들었을 뿐이다.

그러니까 나는 고광석, 하면 한결같다는 이미지로 기억하는 것인데, 그 이미지는 마음을 다한다는 뜻이기도 하다. 우리 사회에서 한의학은 양의에 늘 밀려왔다. 한낱 보약이나 지어주는 부차적인 의료로 치부되었다. 하지만 고 원장은 한의학의 기본정신을 지키려 노력한다. 쉬운 길보다 바른길을, 의료기술보다 한의학의 철학을 고집한다. 공부하고 가르치고 치료하는 과정에서 그는 더 깊어지고 넓어졌다. 마음을 다하지 않고서는 가능한 일이 아니다.

 나 같은 사람도 친구라고 고 원장이 이번 책의 초고를 보내주어 읽어보았다. 한의학에 관한 전문적인 내용이야 내가 이렇다 저렇다 할 처지는 아니다. 하지만 다 읽고 나서 딱 떠오른 생각이 있었다. 그가 한결같이 그 길을 걸으며 얻은 것을 모았다는 점이다. 누구나 길을 걷는다. 그게 인생이니까. 하지만 한결같이 한 길을 걷는 것은 쉽게 목격할 수 있는 일이 아니다. 이 길 걷게 된 것을 후회하지 않고, 마침내 소명의식마저 품고 걷기는 참으로 어려운 일이지만, 큰 복이기도 하다. 걷는다고 얻음이 있는 것은 아니다. 그 얻음이 돈이나 명예나 권세가 아니라 각 개인의 건강과 더불어 사는 공동체에 대한 염원이니 말이다.

 눈치챘겠지만, 나는 고 원장의 글을 읽으며 '도덕경'이라는 느낌을 받았다고 말하고 싶은 것이다. 그가 한눈팔지 않고 한길을 진(眞/盡)심으로 걸으며[道] 얻은 건강한 삶[德]에 관한 기록[經]이기 때문이다. 눈 밝은 당신도 나와 생각이 같으리라 믿는다.

책 읽은 소감 3

언제나 공부중인,
학이지지(學而知之)의 사람

전향숙(어린이책 작가)

얼굴이 동그랗고 눈도 동그란 귀여운 남자 어린이가 엄마 손에 이끌려 억지로 들어선다. 한의원에 들어오자마자 눈살을 찌푸리며 냄새가 난단다. 한 발짝도 움직이지 않겠다는 결의가 대단해 보인다. 엄마가 진료를 받기 위해 진료실로 들어가니 머뭇거리다 어쩔 수 없이 뒤따라 들어간다. 그런데 진료실에서 무슨 일이 있었는지, 이제는 집에 안 가겠다며 한의원에 계속 있겠다고 한다. 진료하는 사람이 무척 마음에 든 모양이다. 그 후로 한의원에 방문하는 날이면 먼저 들어가 자기 감기를 옮긴다며 의사 손에 침을 묻히는 등 귀여운 행동으로 한바탕 웃음 짓게 만들기도 하는, 그런 사이가 되었다. 남편은 늘 기꺼운 마음으로 환자를 대한다. 어린아이에서 노인들까지 마음을 읽어주려 애쓰고 있다. 아마 그 마음은 끝까지 변하지 않을 것이다. 그것이 내가 보아온 한의사로서 남편의 모습이다.

남편이 어느새 60이 넘은 나이가 되었다. 인생 60이면 뭔가 자취를

남겨도 되지 않을까 싶은 때라 그동안 써온 글을 모아 책 한 권을 엮어 내기로 했다. 걱정인 것이 세상인심은 남에게 그리 관대하지 않기 때문에 하찮은 흔적이 괜한 오해로 돌아오지나 않을까 싶었다. 그런 염려가 있음에도 좋은 편집자를 만나 그동안 공부해온 한의학의 흔적을 남길 수 있게 되었다.

나는 한의사인 남편 옆에서 무려 30년 세월을 함께 보냈다. 처음 개원할 당시만 해도 30년 세월은 생각도 못 했는데 하루하루 쌓여 30년이 되었다. 남편이 약재 이야기를 할 적마다 참 즐겁게 들었다. 약재 하나하나 생김과 색깔 그리고 자라는 모습 등으로 그 약이 어떤 성질을 가지고 어떤 효과를 내는지 들려주는데, 그 이야기들이 신기하고 놀라웠다. 가르치는 사람이 즐겁지 않으면 배우는 이가 즐거울 리 없다. 남편은 나면서부터 아는 생이지지(生而知之)엔 미치지 못하지만 열심히 배우고 익혀 아는 학이지지(學而知之)의 사람이다. 늘 배우고 공부하고 쉼 없이 매진하고 있다.

좋은 사람이 가지는 미덕 중에 경청이 있다. 의사에게는 더없이 중요한 덕목이다. 남편은 환자들의 아픔에 귀 기울이며 오히려 그분들께 배우는 게 많다고 한다. 들어주고 소통하는 과정에서 신뢰를 쌓으며 좋은 의사로 성장하는 모습을 보여주었다. 많은 분들이 이야기를 나누는 동안 절반은 치료가 된 듯 느껴진다는 말을 하신다. 앞서 말한 아이의 경우처럼 그렇게 환자와 진심으로 소통하는 모습은 내가 존경하는 점이다.

　남편이 처음 개원했을 때 장미를 키우시던 백발의 신사분이 "무슨 사업이든 10년은 해야 자리를 잡습니다." 하셨는데 그 말이 예언처럼 느껴졌다. 그도 그럴 것이 그분이 젊은 나이임에도 그 말씀 후 얼마 지나지 않아 세상을 떠나셨기 때문이다. 우리의 운명을 내다보고 하신 말씀 같았고, 그래서 10년이 지나면 뭔가 눈에 보이는 성과 같은 게 있을 줄 알았다. 그런데 10년, 10년 그리고 또 10년을 넘어가는 지금도 남편은 여전히 공부 중이다. 한의학의 답을 얻지 못해 그렇기도 하겠지만 상상 의학인 한의학을 사랑하는 사람으로 언제까지나 그 태도로 공부할 것이기 때문이다. 한결같은 마음으로 환자를 대해 온 세월에 감사하고 남편을 믿어 주신 많은 분들께 감사한다.

감사의 말씀

작은 씨앗 하나 심는 마음으로

학문을 하는 사람이라면 자신의 이론이나 이야기를 일반인들이 이해하도록 잘 풀어내서 함께 공부하고 감동을 나누고 싶은 욕망이 있다. 요즘에는 과학자들이 어려운 주제를 꽤 알아들을 만하게 재밌게 쓴 글들이 보이곤 한다. 우리 한의학 이야기도 재미있으면 좋겠다는 바람이다. 고루하지 않고 묵은내 나지 않고, 누구든 편하게 집어들고 재미있게 읽도록 동시대의 글로 풀어낼 수 있다면 더 바랄 나위가 없겠다.

한의학은 오래된 학문이다. 유서 깊은 이 학문에 들어 있는 이치를 온전히 깨닫는다는 것은 어쩌면 불가능한 일일지도 모른다. 빛의 속도보다 더 빠르게 변화하는 세상에서 한의학이 화석이 아니라 인류 유산이 되도록 후학들이 계속 이어지기를 바라는 마음 간절하다. 한의학에 관한 이해와 선호가 예전만 못하다. 이럴 때야말로 우리 고유의 의학인 한의학을 하는 이들이 더 분발해서 연구도 하고 글도 써내야 할 때가 아닌가 생각한다. 나부터 솔선하는 마음으로 틈틈이 모아온 자료를 다시 살피고 그동안 써둔 글을 갈무리해 한 권 책으로 엮어보았다. 작은 씨앗 하나 심는 마음이다. 선대의 훌륭한 한의사들의 학문적 깊이에는 미치지 못한다. 그렇지만 그동안 공부해온 것을 조심스럽게 정리해 보는 기회가 되었으며 앞으로도 꾸준히 정진해야겠다는 마음을 다잡는 시간이 되었다.

한의사가 되고자 결심할 동기를 주신 어머님, 부족한 나를 항상 지지해주는 가족들 그리고 가르침과 자극을 주시는 소문학회 선후배님들께 감사드린다. 소문학회가 없었으면 오늘의 나도 없었을 것이다. 부족한 글을 애써 갈고 다듬고 책으로 엮어주신 편집자께 감사드린다. 도와주신 분들, 믿어주신 분들께 누가 되지 않기를 바라는 마음이다.

2023년 10월 20일

고광석

사계절의 한의학
소문학(素問學)을 따르는 의업

ⓒ고광석

초판 1쇄 펴낸날 2023년 11월 10일
초판 2쇄 펴낸날 2023년 12월 20일

지은이   고광석
펴낸이   이종우
편 집   남우희
디자인   선우정

펴낸곳   일상출판
출판등록 2019년 3월 20일 제2019-10호
주소   (61039) 광주광역시 북구 일곡택지로53번길 10-5, 101호
전화   062-265-1540
팩스   0502-263-1540
전자우편 redfss2018@gmail.com

ISBN   979-11-966772-8-2 03510

• 책값은 뒤표지에 있습니다.
• 잘못된 책은 우리 출판사에서 바꾸어 드립니다.